Wichtiger Hinweis

Die Anleitungen, Informationen und Empfehlungen in diesem Buch sind praxiserprobt. Dennoch kann keine Garantie für die Richtigkeit des Inhaltes übernommen werden, da sich das medizinische Wissen ständig erweitert und unterschiedliche Auffassungen in Fachkreisen bestehen. Die Meinungen des Autors weichen teilweise erheblich von den an den Universitäten vermittelten Lehrmeinungen ab, werden aber von vielen ganzheitlichen Therapeuten ebenfalls beachtet. Im Zweifel und bei Erkrankungen sollten Sie immer kompetenten ärztlichen Rat einholen, den dieser Ratgeber nicht ersetzen kann.
Autor und Verlag übernehmen keine Haftung für eventuelle Schäden oder Nachteile, die aus der Anwendung der in diesem Buch beschriebenen Methoden und praktischen Hinweise erwachsen sollten.
Es sei an dieser Stelle ausdrücklich darauf hingewiesen, dass es sich bei diesem Buch weder um Werbung für die Praxis des Autors noch andere Naturheilpraxen, irgendwelche Therapieverfahren, medizinischen Geräte oder Medikamente handelt.

IMPRESSUM

www.vivitaverlag.de

1. Auflage 2013
2. erw. und überb. Auflage 2019
3. aktual. Auflage 2023
4. erw. und aktual. Auflage 2024
ISBN 978-3-9812520-3-3

HAMMON

Cover, Satz und Bildauswahl: André Hammon QuarkXPress Artwork
Bilduntertitel: Andreas Nieswandt

Titelbild: 123rf.com, Lizenz: 23498662, Urheber: Lukas Gojda

Druck FINIDR Tschechien

Andreas Nieswandt

Grüner Star
Grauer Star
Trockenes Auge

Mit Naturheilkunde
gezielt vorbeugen
und selbst behandeln

VIVITA® Verlag

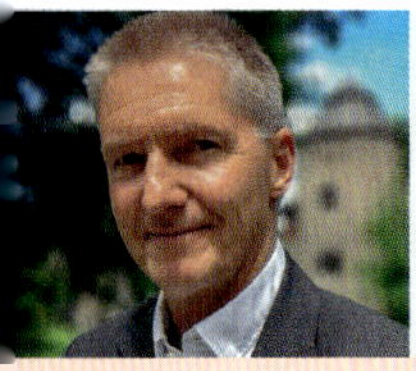

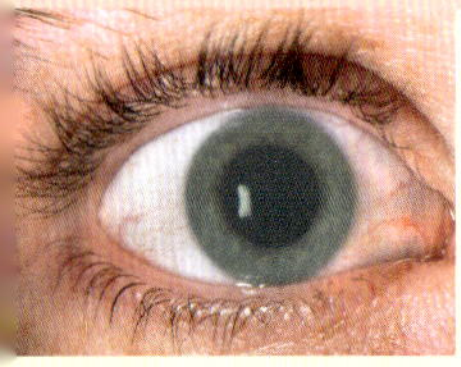

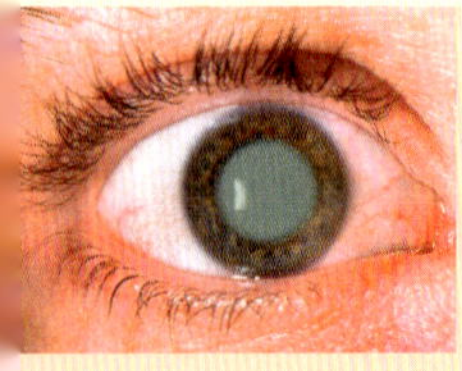

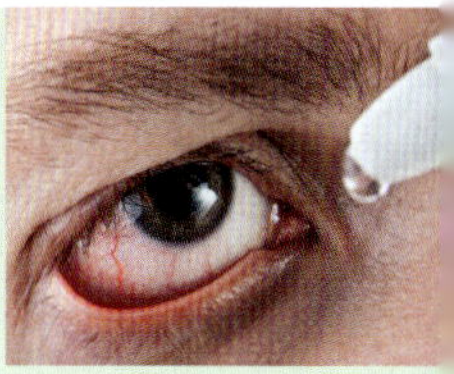

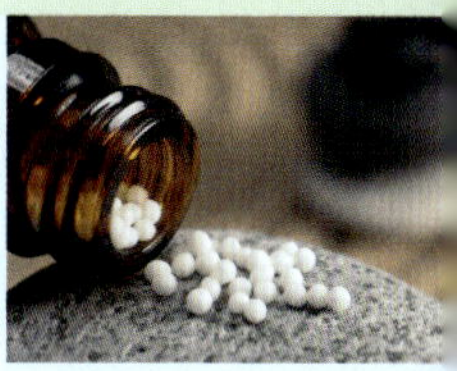

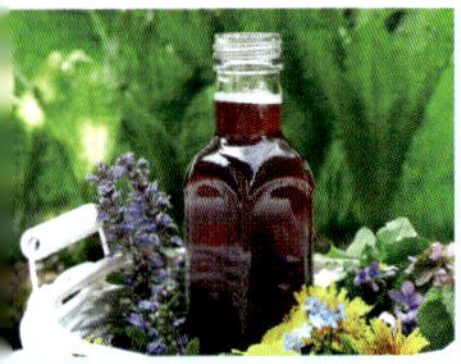

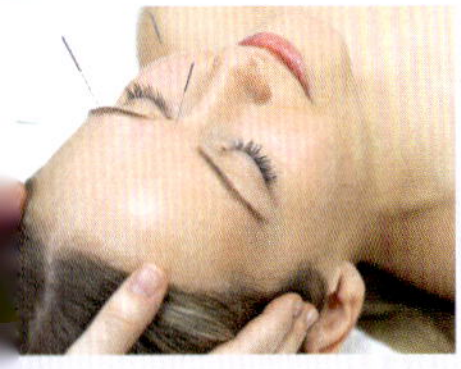

Über den Autor

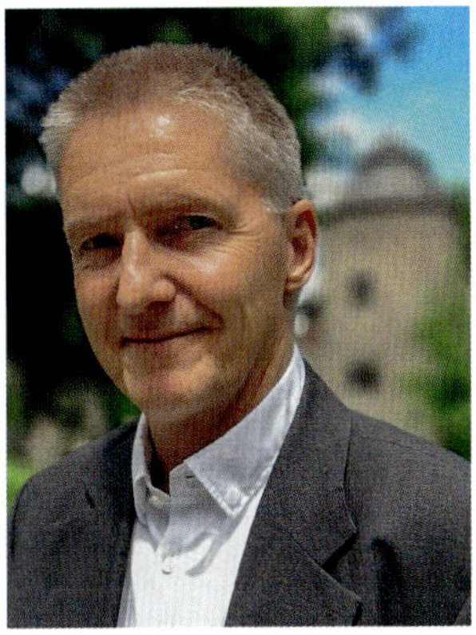

Der Naturwissenschaftler *Andreas Nieswandt* arbeitet als Heilpraktiker mit eigener Praxis in Düsseldorf. Er konzentriert sich seit 2001 auf die Diagnose und Therapie von Sehstörungen und Augenerkrankungen.

Speziell für die Behandlung von Makuladegeneration (AMD), Diabetischer Retinopathie, Grauem Star und Glaukom hat Andreas Nieswandt eine „Augen-Regenerations-Therapie" entwickelt, die sehr erfolgreich neue Maßstäbe in der Behandlung setzt und Gegenstand seines aktuellen Buches ist. *Andreas Nieswandt* genießt über die Grenzen der BRD hinaus einen exzellenten Ruf bei den betroffenen Menschen.

Kontakt

Fon: +49 (0)211 586 14 77 www.praxis-nieswandt.de

Buchinformation und Bestellung auf Rechnung
mit portofreier Lieferung: www.vivitaverlag.de

Vorwort zur vierten Auflage

Liebe Leserin, lieber Leser.

Es ist mir eine große Freude, meiner treuen Leserschaft nunmehr die vierte Auflage des Buches *Grüner Star*, *Grauer Star*, *Trockenes Auge* vorlegen zu dürfen. Die in diesem Buch enthaltenen Tipps und Empfehlungen haben bereits zahlreichen Patienten geholfen, ihr Leiden zu mindern und die Lebensqualität zu verbessern. Ich wünsche auch Ihnen, dass Sie mit diesem Buch die Hilfe erfahren, die Sie benötigen, um Ihr wertvolles Augenlicht zu erhalten. Naturgemäß kann nicht jede Empfehlung jedem helfen, manchmal ist das Gespräch mit einem erfahrenen Therapeuten und Naturheilpraktiker notwendig, um den Knoten zu lösen, der vielleicht eine Heilung oder Linderung verhindert. In diesem Sinne scheuen Sie sich bitte nicht, sich bei Fragen oder Problemen an meine Praxis oder den Verlag zu wenden. Wir stehen Ihnen gerne mit Rat und Tat zur Seite.

An dieser Stelle möchte ich Ihnen meinen wunderbaren Verleger, *André Hammon* vorstellen, ohne dessen unermüdlichen Einsatz und seine Hingabe an die graphische Gestaltung dieser Auflage dieses Buch nicht möglich gewesen wäre. Vielen Dank *André* für Deine inspirierende Mitarbeit an diesem Buch.

Mein Dank gilt auch Frau *Karin Garstenauer*, die mir stets bei Fragen zu Gemmomazeraten und Pflanzentinkturen fachkundig und geduldig zuhörte und nach bestem Wissen beantwortete.

Ebenso möchte ich der Regena AG aus der Schweiz danken, dass sie die von *Günter Carl Stahlkopf* erfundenen Therapie mit Regenaplexen fachkundig und gewissenhaft zum Wohle der Patienten weiterverbreiten.

Und schlussendlich gilt mein Dank der großen Anzahl von Patienten, die ich durch ihre Leidensgeschichte begleiten und ihnen helfen durfte, eine bessere Lebensqualität zurückzugewinnen.

Ihnen, meine lieben Leserinnen und Leser, entrichte ich meinen Gruß aus Düsseldorf. Möge dieses Buch Ihnen als Hilfe und Anregung dienen auf Ihrem Weg zur Gesundung.

Düsseldorf, im August 2024

Ihr Andreas Nieswandt

Einführung

Das vorliegende Buch richtet sich an medizinische Laien, die an grauem Star (Katarakt), grünem Star (Glaukom) oder trockenem Auge leiden. Das Buch ist in einfache Worte gefasst, um auch dem nicht vorgebildeten Laien, der plötzlich von einem der genannten Augenprobleme betroffen ist, mögliche Ursachen und deren naturheilkundliche Behandlungsformen verständlich zu beschreiben.

Derjenige Leser, der ein Werk von wissenschaftlichem Rang erwartet, möge sich lieber an die Fachbücher der Schulmediziner oder Universitätsprofessoren halten.

Derjenige Leser, der eine Möglichkeit zur Selbsthilfe sucht, der sei zu diesem Buche herzlich willkommen. Möge Ihnen dieses Buch beim Kampf um die Erhaltung Ihrer Sehkraft ein zuverlässiger Begleiter sein!

Einige der vorgestellten Themen sind den Lesern meiner Bücher „Makula-Degeneration, diabetische Retinopathie“ oder „Heile Deine Augen“ vielleicht schon bekannt. Ich bitte diese Leser um Verständnis für eventuelle Wiederholungen aus diesen Schriften, da ich im vorliegenden Buch des besseren Verständnisses wegen die notwendigen Grundlagen neu formulieren muss.

Das Hauptaugenmerk dieses Buches liegt auf der Selbsthilfe. Neben den Selbsthilfemethoden werden jedoch auch kurz therapeutische Maßnahmen der Schulmedizin und der Naturheilkunde besprochen, um Ihnen einen Überblick zu geben über die Möglichkeiten, die sich Ihnen beim Kampf gegen die Krankheit bieten.

Beachten Sie bitte, dass es keine Medizin gibt, die allen Menschen hilft. Manch ein Leser mag enttäuscht sein, wenn ein besprochenes Medikament nicht sofort anschlägt; andere Leser werden sich dagegen darüber freuen können, dass sich ihre Sehkraft verbessert oder gar größtenteils wieder herstellt. Um einer möglichst großen

Zahl von Lesern zu helfen, werden deswegen hier erstmalig verschiedene naturheilkundliche Mittel vorgestellt, wie sie in meiner Praxis oder in anderen Praxen erfahrener Kollegen angewendet werden.

Bei Fragen können Sie mich gerne anrufen oder mir eine Nachricht schicken. Bitte beachten Sie jedoch, dass meine Zeit knapp bemessen ist und es mir unter Umständen nicht möglich ist, auf jeden Brief detailliert einzugehen. Bitte geben Sie daher bei jedem Schreiben Ihre Telefonnummer an, da Fragen am Telefon meist zügiger als schriftlich beantwortet werden können. Briefe ohne Telefonnummer werden von mir wegen chronischer Überarbeitung generell nicht beantwortet.

Denken Sie daran: Kein Selbsthilfebuch der Welt nutzt Ihnen etwas, wenn es im Regal verstaubt. Selbsthilfebücher verlangen stets Ihren eigenen Einsatz in der Anwendung der vorgestellten Verfahren. Geholfen wird nur dem, der den Weg auch geht!

Bevor wir nun mit dem eigentlichen Thema beginnen, noch ein Wort zur Mahnung: Alle Augenkrankheiten müssen von einem erfahrenen Augenarzt begleitet werden, der den Fortschritt oder die Regeneration der Krankheit betreut.
Denken Sie daran: Ihr Augenarzt ist im Kampf gegen die Erkrankung Ihr bester Freund und Helfer, der nach bestem Wissen und Gewissen für Sie handelt. Die in dem vorliegenden Buch vorgestellten Selbsthilfemaßnahmen sind ausschließlich zur begleitenden Therapie gedacht und bedürfen stets der Kontrolle durch Ihren Augenarzt.

TEIL 1

AUFBAU DES MENSCHLICHEN AUGES

Das Auge ist aus verschiedenen Geweben aufgebaut. Jedes Gewebe besteht aus spezialisierten Zellen, die jeweils besondere Aufgaben zu erfüllen haben. Je nachdem, welches Gewebe in seiner Funktion gestört ist, kommt es zu unterschiedlichen Augenerkrankungen.

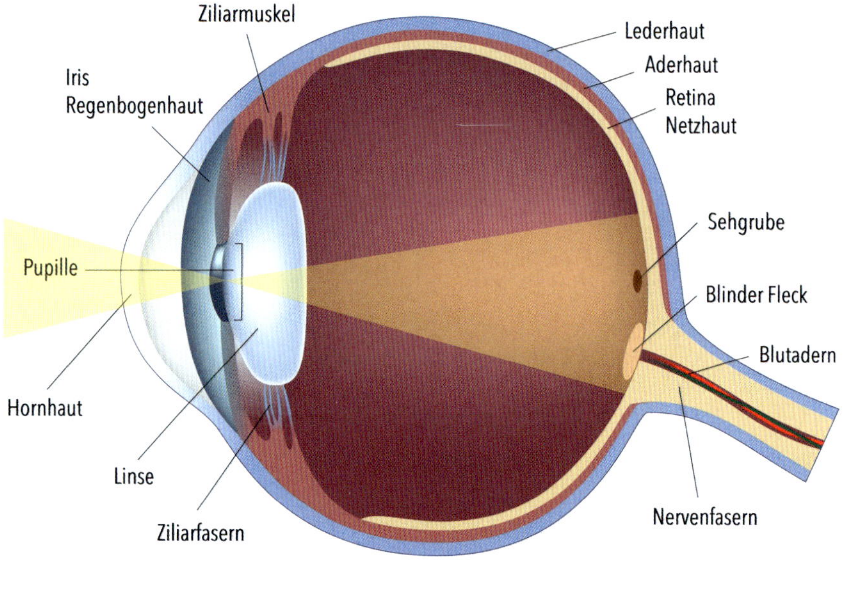

Abb. 1
Das Licht tritt durch Hornhaut und Linse ein und fällt auf die Netzhaut.

Die Netzhaut

Wenn Sie einen Gegenstand betrachten, tritt das Licht durch die durchsichtige Hornhaut und Linse ein, wandert durch den Glaskörper und trifft am Ende des Glaskörpers auf die Netzhaut (› Abb. 1).

Die Netzhaut besteht aus zehn Schichten (› Abb. 2). Lichtempfindlich ist allerdings nur die neunte Schicht, die aus Stäbchen- und Zapfenzellen besteht. Diese geben die Licht-impulse über spezielle Nervenbahnen über den Sehnerv zum Gehirn weiter. ‹

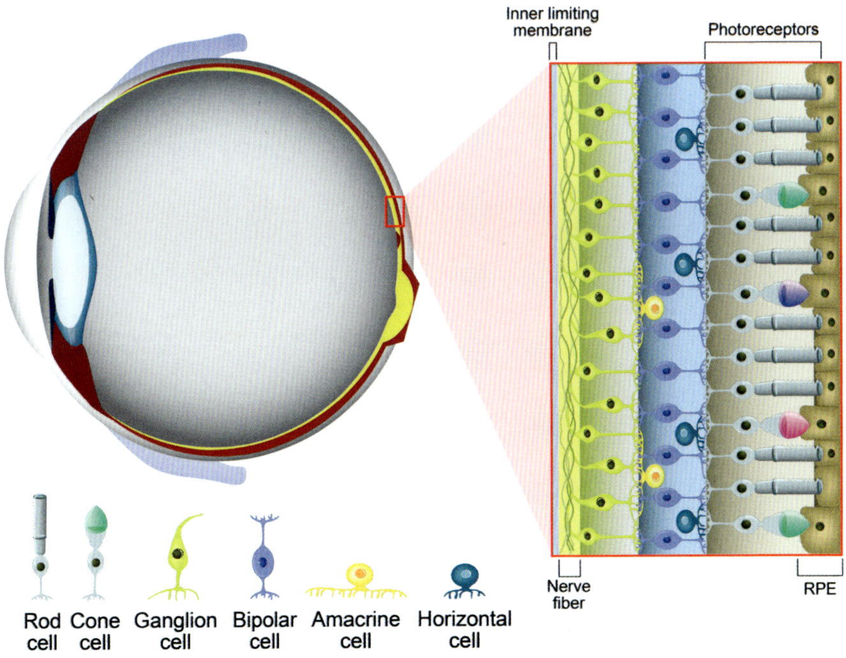

Abb. 2
Aufbau der Netzhaut.

Aufbau der Netzhaut

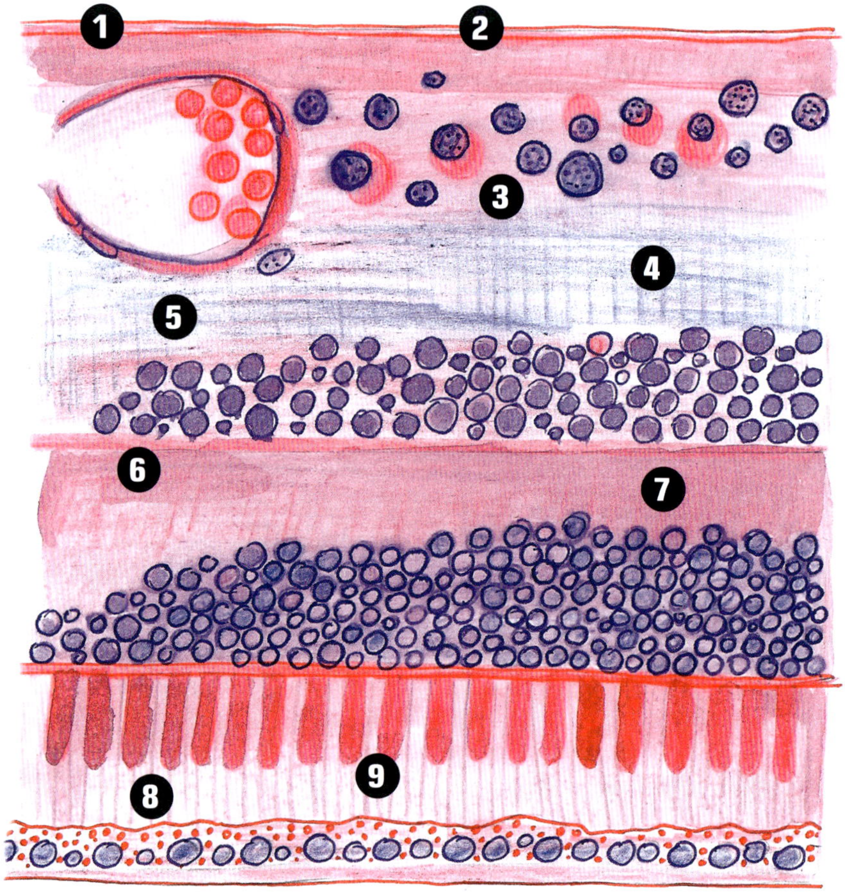

Abb. 3
Aufbau der Netzhaut. Nur die Schicht aus Stäbchen- und Zapfenzellen ist lichtempfindlich.

Bildlegende

1. Innere Grenzmembran

- Stratum limitans internum. Grenzschicht gegen den Glaskörper.

2. Nervenfaserschicht

- Stratum neurofibrarum. Neuriten, die sich an der Sehnervenpapille zum Sehnerven vereinigen.

3. Ganglienzellschicht

- Stratum ganglionicum. Zellkörper der Nervenfasern

4. Innere plexiforme Schicht

- Stratum plexiforme internum. Synapsen zwischen den Nervenzellen und den Schaltzellen.

5. Innere Körnerschicht

- Stratum nucleare internum. Zellkörper der Schaltzellen und Zellkerne der Stützzellen.

6. Äussere plexiforme Schicht

- Stratum plexiforme externum. An den Terminalen der Stäbchen und Zapfenzellen erfolgt die Umschaltung auf die Dendriten.

7. Äussere Körnerschicht

- Stratum nucleare externum. Zellkörper der Stäbchen- und Zapfenzellen.

8. Äussere Grenzschicht

- Stratum limitans externum. Siebartige Platte aus Fortsätzen der Stützzellen.

9. Schicht der Stäbchen und Zapfen

- Stratum segmentorum externorum et internorum. Eigentliche Schicht der lichtempfindlichen Zellen.

Teil II

GLAUKOM (GRÜNER STAR)

Auftreten und Symptome

Das Glaukom ist eine in Deutschland recht weit verbreitete Augenkrankheit. Etwa 0,5 % der Bevölkerung sind ab dem 40. Lebensjahr von dieser Erkrankung betroffen. Beim Glaukom, das im Volksmund als grüner Star bekannt ist, handelt es sich um eine schwere Augenerkrankung, bei der der Augeninnendruck höher ist als der arterielle Blutdruck im Sehnerv. Dadurch kommt es zu Störungen der Durchblutung des Sehnervs und der Netzhaut. In der Folge leiden die Nervenfasern unter diesem belastenden Druckunterschied und degenerieren, d.h., sie lassen in ihrer Funktion nach, bevor sie im Endstadium absterben.

Die Krankheit verläuft anfangs meist unerkannt. Es stellen sich unter Umständen anfangs kurze, vorübergehende Sehstörungen ein, die der Patient nicht ernst nimmt, weshalb er den Besuch beim Augenarzt häufig aufschiebt, bis erste Sehverluste dauerhaft auftreten. Diese häufig zu beobachtende Verzögerungsstrategie der Betroffenen ist meines Erachtens die häufigste Ursache für schwere Sehstörungen. Der Patient verpasst durch dieses Verhalten die Chance, die Krankheit im Anfangsstadium rechtzeitig im Verlauf zu bremsen. Die Folgen können katastrophal sein.

Bei plötzlichen Sehstörungen aller Art sofort zum Augenarzt gehen! Selbst wenn die Störung nur vorübergehend ist, kann sich dahinter eine schwere Erkrankung verbergen. Ihr Augenarzt freut sich, wenn

Sie rechtzeitig kommen, kann er Ihnen doch im Anfangsstadium einer Erkrankung viel besser helfen als im fortgeschrittenen Stadium.

Untersuchung und Diagnose

Am hinteren Augenabschnitt tritt der Sehnerv am sogenannten Sehnervkopf (Papille) in den Augenapparat ein. Innerhalb des Sehnervs befinden sich kleine Arterien, die das Blut mit seinen Nährstoffen zur Netzhaut transportieren. Auf dem Rückweg werden Stoffwechselprodukte über die kleine Vene zurücktransportiert (› Abb. 4).

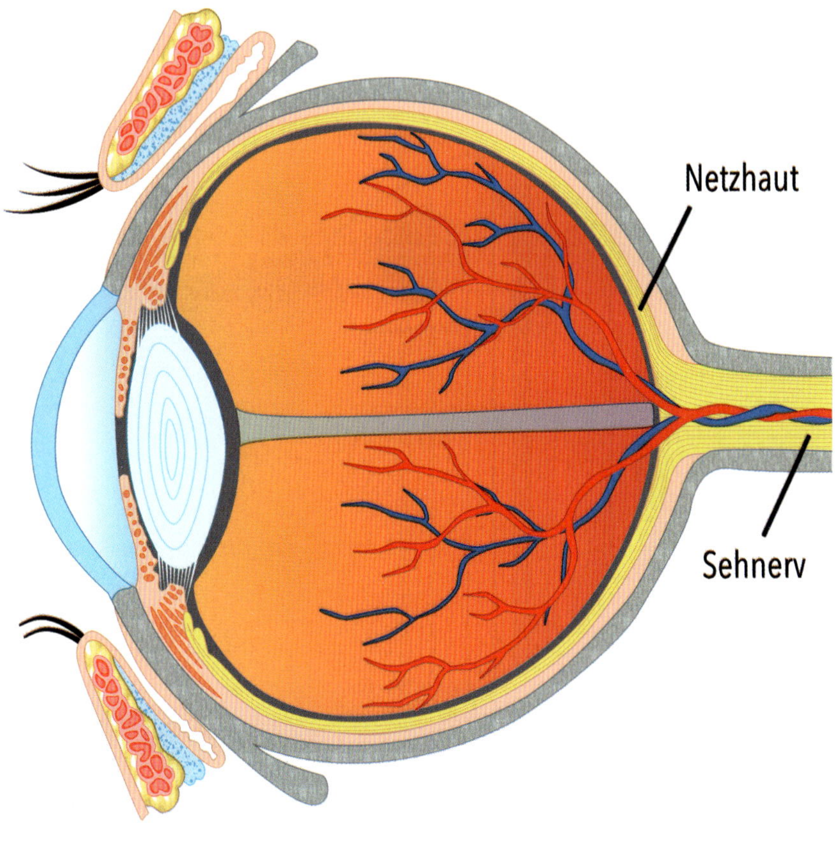

Abb. 4
Die Netzhaut ist von winzigen Arterien und Venen durchzogen.

Ihr Augenarzt wird zuerst die Pupillen weiten und die Netzhaut und den Sehnervkopf mit einem Ophthalmoskop (› Abb. 5) untersuchen. Diese Untersuchung nennt man Funduskopie, d.h. der Arzt schaut sich den Fundus, den Augenhintergrund, an. Die Funduskopie dient der Beurteilung der sogenannten Papillenmorphologie. Als Papille wird der Sehnervkopf bezeichnet, den man beim Hineinblicken in das Auge erkennen kann (› Abb. 6). Ist die Papille verändert oder sind die austretenden Blutgefäße an der Papille durch den Druckunterschied abgeknickt, dann ist dies ein Hinweis auf ein Glaukom.

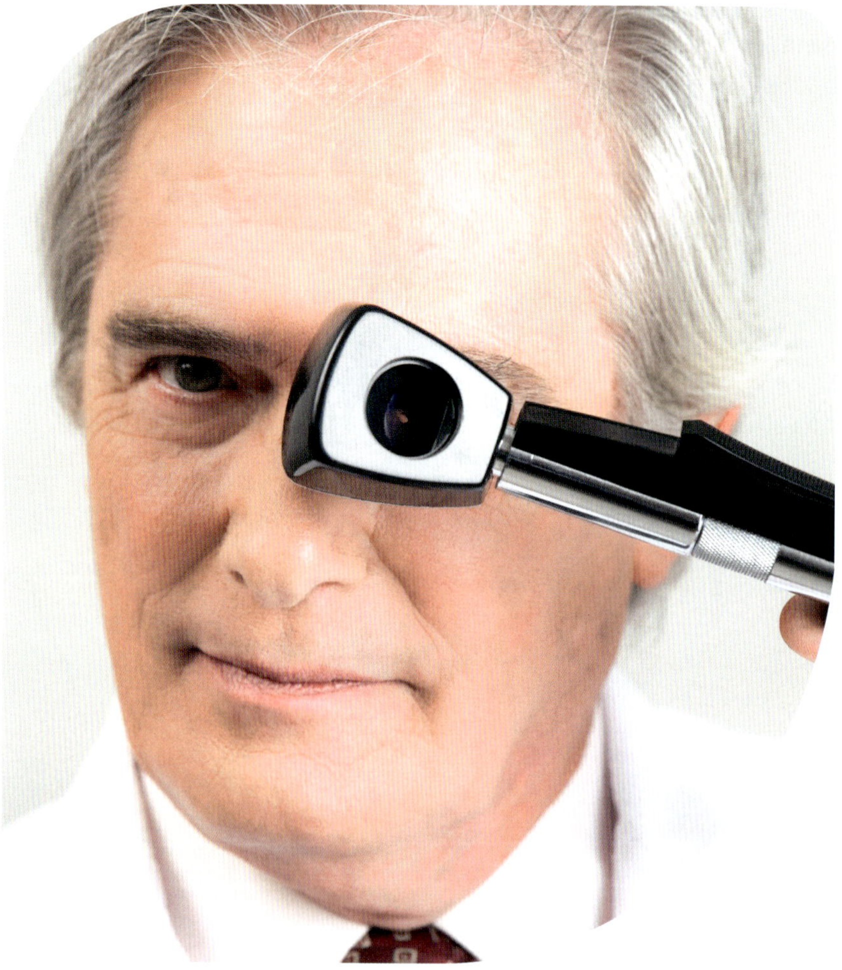

Abb. 5 Ophthalmoskop.

Des Weiteren wird der Augeninnendruck gemessen (mittels Tonometrie). Der normale Augeninnendruck liegt in Europa zwischen 10 und 21 mm HG. Werte zwischen 22 und 26 mmHG gelten als glaukomverdächtig, Werte darüber werden als pathologisch (krankhaft verändert) angesehen.

Eine Gesichtsfeldmessung, Perimetrie genannt, gibt Aufschluss darüber, ob bereits glaukomatöse Frühschäden vorliegen. Dabei kontrolliert der Augenarzt den Bereich, den Sie noch wahrnehmen können, ohne das untersuchte Auge zu bewegen.

Beim Blick geradeaus reicht das Gesichtsfeld eines gesunden Auges bis zu einem Winkel von 90° zur Seite, 70° nach unten und etwa 60° nach oben. Das Gesichtsfeld ist abhängig von den Farben, der Größe und der Helligkeit des betrachteten Gegenstandes. Liegt ein Gesichtsfeldausfall vor, muss der Augenarzt aufgrund seiner Untersuchungen diagnostizieren, ob es sich um ein Glaukom oder eine andere Erkrankung wie Makuladegeneration, Sehnervdegeneration etc. handelt. In besonderen Fällen wird Ihr Augenarzt Sie zur Abklärung der Diagnose an eine Augenklinik überweisen, die weitere Untersuchungen veranlasst.

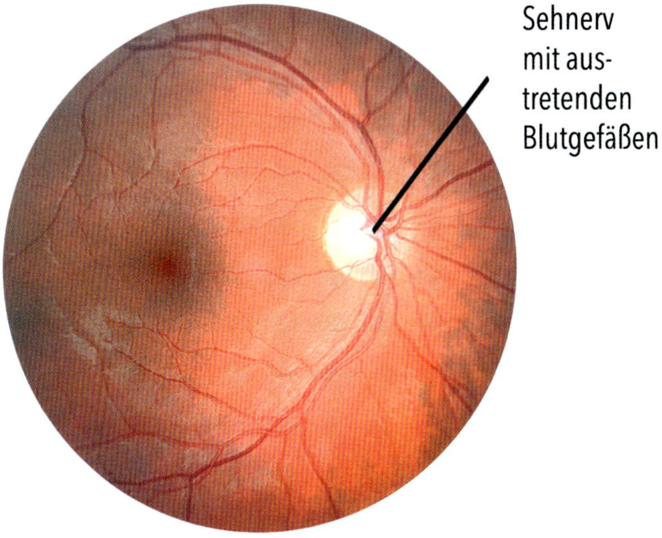

Abb. 6 Augenhintergrund mit Sehnerv und Blutgefäßen.

Gesichtsfeldmessung (Perimetrie)

Es gibt heute drei Verfahren zur Untersuchung des Gesichtsfeldes:

DIE AUTOMATISCHE STATISCHE PERIMETRIE. Dies ist die am meisten angewandte Methode. Der Patient sitzt dabei an einem halbrunden Testschirm, auf dem in zufälliger Reihenfolge Lichtpunkte aufblitzen. Ein Auge ist dabei mit einer Augenklappe abgedeckt. Während der Untersuchung schaut der Patient mit dem anderen Auge auf ein Fixierlicht in der Mitte des Bildschirmes. Bemerkt er in der Umgebung ein Licht, drückt der Patient einen Signalknopf. Wird dieser Knopf nicht gedrückt, wird die Lichtstärke weiter erhöht. Nimmt der Patient immer noch kein Licht wahr, registriert der Computer einen Gesichtsfeldausfall. Im Anschluss an die Untersuchung kann der Augenarzt das Ergebnis dem Patienten ausdrucken. Diese Untersuchung dauert in der Regel zwischen 10 bis 15 Minuten.

DIE KINETISCHE PERIMETRIE. Dieses Verfahren wird nur noch selten angewandt. Der Patient sitzt dabei vor einem meist halbrunden Testschirm, auf dem bewegte Lichtpunkte von außen nach innen wandern. Sobald der Patient den Lichtpunkt wahrnimmt, drückt er den Signalknopf. Anschließend wertet der Computer die Ergebnisse aus.

DER PARALLELVERSUCH (FINGERPERIMETRIE). Patient und Arzt sitzen sich in einem Abstand von etwa einem halben Meter gegenüber. Beide (!) verdecken ein Auge und schauen ihrem Gegenüber starr auf das jeweils gegenüber liegende Auge. Der Arzt bewegt mit seiner freien Hand Gegenstände durch das Gesichtsfeld und registriert, ab wann der Patient den Gegenstand wahrnimmt. Dabei kann der Arzt sofort das Gesichtsfeld des Patienten mit seinem eigenen vergleichen.

Formen des Glaukoms

Je nach Untersuchungsergebnis kann das Glaukom klassifiziert werden:

- nach der Beschaffenheit des Kammerwinkels
- Weitwinkelglaukom, auch Offenwinkelglaukom genannt
  Winkelblockglaukom
- nach der Ursache, d.h.
  primär, wenn das Glaukom nicht Folge einer anderen Erkrankung ist und
  sekundär, wenn das Glaukom als Folge einer anderen Erkrankung, eines Medikamentes oder operativen Eingriffes auftritt

Primäres Weitwinkelglaukom
(Offenwinkelglaukom, Glaucoma chronicum simplex)

An dieser Glaukomform leiden 55 % aller betroffenen Glaukompatienten. Es stellt in den westlichen Industrienationen eine der häufigsten Erblindungsursachen dar.

Beim Weitwinkelglaukom wird im Auge mehr Kammerwasser produziert als im Trabekelwerk des Auges abtransportiert werden kann. Es kommt zu Abflussbehinderungen, wodurch der Augeninnendruck ansteigt. Dieser erhöhte Augeninnendruck führt zu einer Durchblutungsstörung des Sehnervkopfes mit den damit verbundenen Verlusten des Gesichtsfeldes und der Sehschärfe.

Bekannte Risikofaktoren sind u.a. eine starke Kurzsichtigkeit von mehr als 5 Dioptrien, Herz-Kreislauf-Erkrankungen, niedriger Blutdruck, höheres Alter, Verwandte 1. Grades mit Glaukom sowie ein grauer Star (Katarakt).

Etwa 0,5 % der Bevölkerung sind ab 40 Jahren von Glaukom betroffen.

Beim Weitwinkelglaukom schreitet die Erkrankung meist so langsam voran, dass der Patient anfangs die Krankheit nicht bemerkt, bis der zunehmende Gesichtsfeldausfall das zentrale Sehen betrifft.

Schulmedizinische Therapie bei primärem Weitwinkelglaukom

Medikamentöse Behandlung

Normalerweise wird medikamentös behandelt, und zwar mit verschiedenen Medikamentengruppen, die der Augenarzt aufgrund seiner Erfahrung und des aktuellen Standes der Pharmaforschung verordnet. Dazu gehören folgende Gruppierungen:

Betablocker, wie z.B. Timolol und Betaxolol, die als Augentropfen verabreicht werden. Sie senken die Produktion des Kammerwassers, wodurch der Augeninnendruck abgesenkt werden kann. Da Betablocker jedoch im gesamten Körper wirken, ist bei der Verordnung äußerste Vorsicht geboten. In kritischen Fällen, wie z.B. bei Herzkranken oder Patienten mit massiven Kreislaufbeschwerden, sollte die Verordnung mit einem entsprechenden Facharzt abgestimmt werden, um dem Patienten nicht zu schaden.
Alpha-2-Agonisten und Karbonhydrasehemmer verringern die Produktion des Kammerwassers.
Miotika, wie z.B. Pilocarpin, setzen den Abflusswiderstand herab, indem sie den Kammerwinkel vergrößern. Nachteil: Kopfschmerzen, vorübergehende Sehstörungen und Akkommodationskrämpfe.
Prostaglandine verstärken den Abfluss des Kammerwassers.

Operative Behandlung

Führen die verordneten Medikamente nicht zum gewünschten Erfolg, nämlich der Drucknormalisierung, kann eine Argon-Laser-Trabekuloplastik erfolgen. Dabei wird das Trabekel weggelasert, um die Durchflussmenge zu erhöhen. Bei Erfolg sinkt der Augeninnendruck um 3–10 mmHg. Die Wirkung hält nur wenige Jahre an. Eine mögliche Laser-Iridotomie kann hier eventuell helfen. Dabei wird etwa bei 12 Uhr ein kleines Loch in die Iris gelasert, damit das hinter der Iris gestaute Kammerwasser abfließen kann.

Erzielt man mit den bisher genannten Maßnahmen keinen Erfolg, bleibt noch die Möglichkeit, mit einem speziellen Laser den Ziliarkörper zu vernarben, um die Produktion des Kammerwassers zu hemmen. Dieses Verfahren heißt Zyklophotokoagulation.

Daneben bieten sich zusätzliche operative Maßnahmen an, wie die Trabekuloektomie oder die Goniorepanation, bei der ein künstlicher Abflussweg für das Kammerwasser erzeugt wird.

Übrigens ist bekannt, dass etwa die Hälfte aller Glaukom-Patienten die vom Augenarzt empfohlene Therapie nicht befolgt, wodurch die Betroffenen ihr Augenlicht unnötigen Risiken aussetzen.

Winkelblockglaukom (Glaukomanfall)

Bei einem Winkelblockglaukom liegt die Iris zu eng der Linse an und blockiert so den Abfluss des Kammerwassers durch die Pupille. Das gestaute Kammerwasser hinter der Iris drückt die Iris gegen den Kammerwinkel. Da jetzt das Kammerwasser kaum mehr abfließen kann, kommt es in der Folge zu einem dramatischen Druckanstieg im Augeninneren mit Druckwerten von oftmals mehr als 50 mmHg (› Abb. 7).

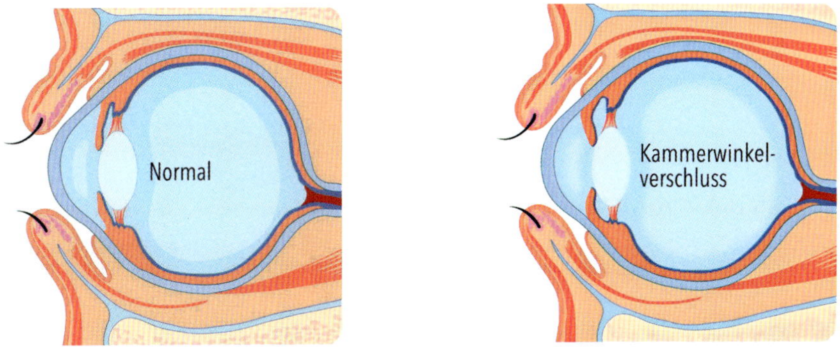

Abb. 7
Entstehung des Kammerwinkelverschlusses durch Pupillarblock.

In diesem Falle darf die Pupille bei einer Augenuntersuchung auf gar keinen Fall mit Medikamenten erweitert werden, da sonst der Druck weiter steigen würde.

Es ist für den Betroffenen schwierig, einen Glaukomanfall zu erkennen, da die mit diesem Anfall verbundenen Schmerzen häufig nicht dem Auge zugeordnet werden können. Die Symptomatik reicht von starken Kopf- oder Zahnschmerzen bis hin zu Bauchschmerzen oder gar Herzrhythmusstörungen. Es treten unter Umständen Erbrechen und Übelkeit auf, die der Patient einer Darmerkrankung zuordnet. Durch die Wasserstauung im Auge kommt es zu einem Hornhautödem, wodurch der Patient auf dem betroffenen Auge verschwommen sieht. Um Lichtquellen herum nimmt der Patient regenbogenfarbige Lichtringe wahr. Die Pupille ist geweitet. Wird das Auge abgetastet, ist es steinhart.

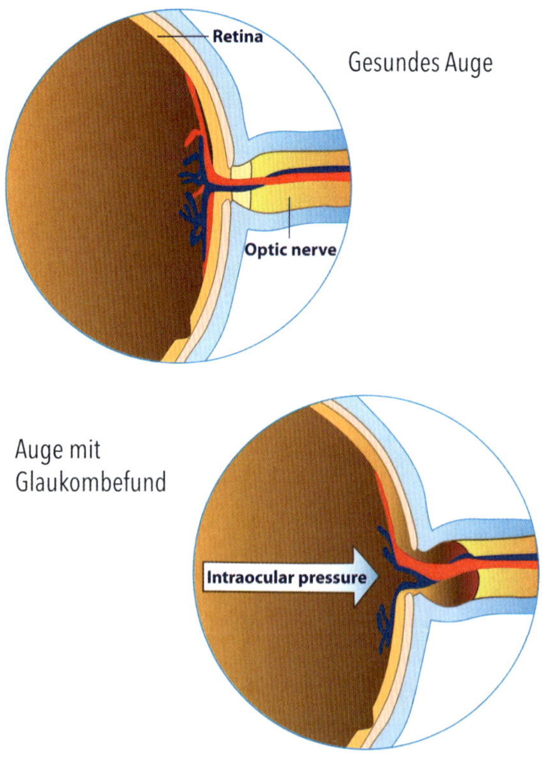

Abb. 8
Schematische Darstellung der Glaukomentstehung.

Es handelt sich hier um einen Notfall! Der Patient muss dringend in die Augenklinik! Jede Minute Verzögerung kann den Betroffenen sein Augenlicht kosten!

Schulmedizinische Therapie bei Winkelblockglaukom

Medikamentös wird die Pupille mit Pilocarpin-Augentropfen eng gestellt. Zusätzlich werden Augentropfen gegeben, die die Produktion des Kammerwassers hemmen. Mit einer speziellen Infusion wird dem Auge Wasser entzogen. Des Weiteren werden eventuell Schmerzmittel verabreicht.

Ist das Hornhaut-Ödem abgeschwollen, wird eine Laser-Behandlung durchgeführt; in manchen Fällen muss operiert werden.

Wird rechtzeitig behandelt, kann in den meisten Fällen das Augenlicht komplett wiederhergestellt werden. Wird der Patient nicht behandelt, erblindet das betroffene Auge häufig innerhalb von ein bis zwei Wochen!

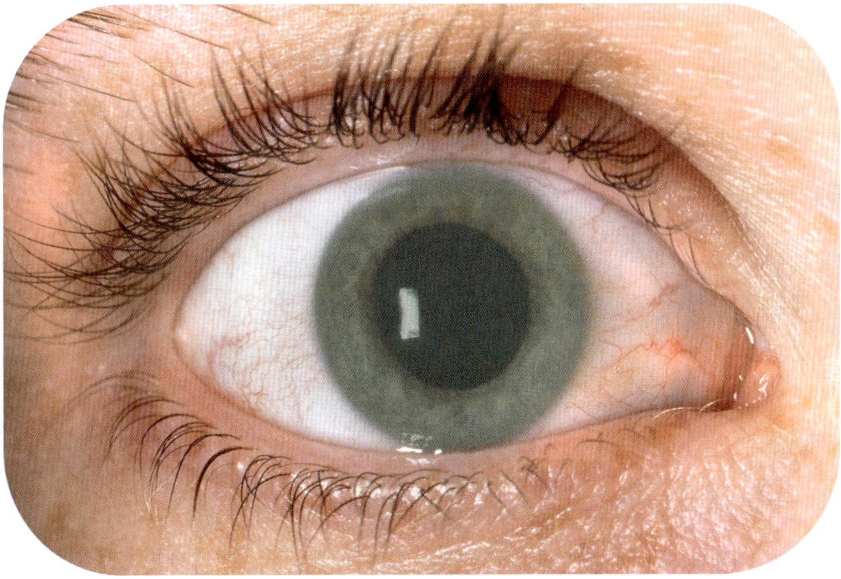

Abb. 9
Glaukombefall.

Sekundäres Glaukom

Wie erwähnt, wird zwischen primärem und sekundärem Glaukom unterschieden. Das sekundäre Glaukom entsteht in Folge einer anderen Grunderkrankung. So kann es z.B. bei Diabetes zu einer Gefäßwucherung im Kammerwinkel kommen, die den Abfluss blockiert. Ebenso können Kortisongaben, vor allem wenn sie als Augentropfen verabreicht werden, zu einem Glaukom führen. Die Therapien werden wie oben beschrieben vom Augenarzt oder der Augenklinik durchgeführt.

Leidet ein Patient an niedrigem Blutdruck, kann ein Glaukom allerdings auch schon bei normalem Augeninnendruck entstehen. Es wird dann von einem Normaldruckglaukom gesprochen. Schulmedizinisch wird vor allem medikamentös versucht, den Augeninnendruck zu senken, damit der Augeninnendruck niedriger wird als der Blutdruck in den arteriellen Gefäßen im Sehnerv.

Was leistet die Naturheilkunde beim Glaukom?

Viele Patienten leiden darunter, dass sie trotz medikamentöser Therapie oder Operationen weiterhin Augenlicht verlieren. Das Gesichtsfeld verkleinert sich, die Sehschärfe nimmt ab. Manche Patienten würden gerne die Augentropfen reduzieren, weil sie ihre Augen zu stark reizen oder sogar Kreislaufsymptome hervorrufen. Ist der Leidensdruck groß genug, sucht der Betroffene häufig nach anderen oder unterstützenden Therapieverfahren und wird dabei vielleicht, wenn er dafür offen ist, bei der Naturheilkunde mit ihren Möglichkeiten und Grenzen landen.

Die Zufuhr von tierischen Eiweißen und Säuren kann die Entwicklung eines Glaukoms fördern.

In der Naturheilkunde wird der Mechanismus der Glaukomerkrankung als ein Kampf des Körpers gegen „abgelagertes, verdorbenes Wasserelement" betrachtet. Daher stammt auch der Satz: „Das Glaukom ist der Gichtanfall des Auges." Dementsprechend werden von vielen Therapeuten ähnliche Therapieverfahren wie bei einer Gicht angewandt.

Doch was kann diese schlechten Säfte verursachen? An erster Stelle der Ursachenkette steht in der heutigen Gesellschaft neben der luxuriösen Fehlernährung natürlich die Umweltverschmutzung. Es gelangen zunehmend mehr Chemikalien in unsere Böden, ins Wasser und in die Luft, die über die Nahrungskette das Blut, den Lebenssaft des Menschen, vergiften. Selbst fernab der Zivilisation werden Giftstoffe aus der Industrieproduktion gefunden. Diese schleichende Vergiftung der Umwelt führt zu einer Übersäuerung der lebendigen Organismen mit allen schädlichen Folgen. Der Körper wird durch den Versuch, die Gifte auszuscheiden, immens belastet.

Anstatt nun eine standfeste Barrikade gegen die Umweltvergiftung im Körper zu errichten, frönen die meisten Menschen ihren Gelüsten und nennen dies das wahre Leben. So sagte mir ein Patient, der nach zwei Glaukomanfällen bereits einen Großteil seines Sehvermögens eingebüßt hatte, dass er lieber blind sei, als auch nur auf ein einziges Schnitzel zu verzichten. Exzessives Streben nach Genuss hat häufig massive Gesundheitsstörungen zur Folge.

Verhaltensreflexion bei Glaukom

- Lebe ich so in die natürlichen Gesetze eingebunden, dass sich die Krankheit wieder bessern kann?
- In welchem Bereich verstoße ich gegen die natürlichen Gesetze?
- Wie ernähre ich mich, wie gehe ich mit meinem Körper um?
- Bin ich Situationen ausgesetzt, die meine Lebenskraft verringern, wie Stress, Trennung, Mobbing, innere Unruhe?
- Welche Ängste prägen mein Leben?
- Welche Dinge müsste ich ändern, um wieder innere Harmonie zu erlangen?

In unserer aufgeklärten Gesellschaft wird der Mensch durch die Macht der Medien zu einer ständigen Verschwendung seiner Lebenskräfte verführt, die ihn vorzeitig krank macht. Da auch die Politik nicht an der Gesunderhaltung der Mitmenschen interessiert zu sein scheint, wird der mündige Bürger nur halbherzig dazu ermutigt, die Verantwortung für seine Gesundheit selbst in die Hand zu nehmen und sein Leben so zu gestalten, dass bestmögliche Voraussetzungen für einen gesunden Körper geschaffen werden. Aufgrund einer falschen Auffassung von Freiheit beharrt der Mensch auf seinen krankmachenden Gewohnheiten, bis sein körperliches System zusammenbricht und verschiedene Symptome den Patienten in die Arztpraxis treiben. Ist der Mensch dann erst einmal krank, muss die Allgemeinheit für seine Vergehen aufkommen.

Dabei wird doch seit Jahrtausenden in den hochentwickelten Kulturen der Weg zurück in das Feld der Gesundheit beschrieben. Der Weg dazu ist denkbar einfach:

- gesunde basische Ernährung, reich an Mineralien und Vitaminen, um damit eine Barrikade gegen die zunehmende Vergiftung durch de Umwelt zu errichten,
- täglich frische Luft,
- ausreichende Bewegung,
- reines Wasser oder natürliche, frisch gepresste Säfte,
- Ruhepausen und damit verbunden Stressreduktion,
- Harmonie und innere Ruhe.

Diese Faktoren kann der Mensch selbst beeinflussen. Oftmals ist er jedoch zu sehr in das äußere Leben verstrickt, als dass er gewillt wäre, in seinem Leben etwas zu verändern, was ihn wieder an das „Feld der Gesundheit" anbinden würde.

Eine tägliche Gabe von ASS 100 belegt etwa 25% der Ausleitungskraft der Nieren. Eine echte und natürliche Alternative ist das Enzym Nattokinase.

Ist erst einmal ein Glaukom ausgebrochen, muss der Patient sein Leben neu überdenken. Eine ehrliche Bestandsaufnahme ist eine gute Voraussetzung, um sein Augenlicht zu erhalten oder wieder zu verbessern:

Selbstreflexion

- Was habe ich in meinem Leben zugelassen, um meine innere Harmonie zu stören?
- Gönne ich mir genug Ruhepausen?
- Nehme ich mir Zeit für meine eigenen Bedürfnisse oder versuche ich immer, es anderen recht zu machen?
- Wovon und von wem bin ich abhängig?
- Richte ich mein Augenmerk aufs Äußere und verliere mich und meine Gesundheit in einer Lebenskräfte zehrenden Scheinwirklichkeit, oder bleibe ich in Ruhe auf mein Inneres zentriert?
- Gab es vielleicht einen Auslöser, der mich innerlich so stark mitgenommen hat, dass anschließend die Krankheit ausbrechen konnte?

Sind die Fragen ehrlich beantwortet, ist der Patient in der Lage, sein Leben neu zu ordnen. Der Boden muss richtig bearbeitet werden; alle krankmachenden, die innere Harmonie störenden und die Gesundheit zerstörenden Gewohnheiten müssen mit den Wurzeln ausgerissen werden. Neue, die Lebenskraft fördernde Gewohnheiten müssen etabliert werden. Ist der erste Schritt gut vorbereitet, folgt die Wiederherstellung der Gesundheit wie von allein.

Ist die Krankheit bereits fortgeschritten, kann die Naturheilkunde trotzdem häufig die Stabilisierung oder Regeneration des Augenlichtes unterstützen.

Im Laufe der Jahrzehnte haben sich verschiedene Verfahren bewährt, um das Augenlicht bei Glaukom zu stabilisieren. In vielen Fällen gab es deutliche Verbesserungen des Befundes, in manchen Fällen Heilung. Wie erfolgreich eine naturheilkundliche Therapie ist, hängt von verschiedenen Faktoren ab, u.a. davon, ob der Patient auf die naturheilkundliche Therapie überhaupt anspricht, wie seine psychische Befindlichkeit ist, aber auch davon, wie gewissenhaft der Patient mitarbeitet.

Sie erinnern sich vielleicht an die Feststellung, dass etwa die Hälfte der Glaukom-Patienten die empfohlene Therapie nicht einhält. Wie viel schwieriger ist da doch eine naturheilkundliche Therapie, bei der der Erfolg zum großen Teil von der intelligenten Mitarbeit des Patienten abhängt! Arbeitet der Patient nicht mit, werden er und sein Therapeut am Ende vom Ergebnis enttäuscht sein.

Entscheidet sich ein Patient für eine naturheilkundliche Therapie oder für eine systematische Selbsthilfe, dann ist es von größter Wichtigkeit, dass der Betroffene unter ärztlicher Aufsicht bleibt, um das Ergebnis zu kontrollieren, aber auch, um bei Bedarf rechtzeitig eingreifen zu können. Es ist hier eine enge Zusammenarbeit zwischen Augenarzt, Patient und Therapeut notwendig.

Naturheilkundliche Therapieverfahren bei Glaukom

Welche Möglichkeiten stehen dem Patienten nun aus Sicht der Naturheilkunde zur Verfügung, um ein Glaukom zu therapieren? Die folgende Liste gibt einen Überblick über die Möglichkeiten. Die aufgezählten Therapieverfahren werden in Teil IV und V des Buches ausführlich erklärt.

Die erwähnten Verfahren beziehen sich ausschließlich auf das Offenwinkelglaukom sowie das Normaldruckglaukom, unabhängig davon, ob es sich um ein primäres oder sekundäres Glaukom handelt.

Der Glaukomanfall gehört, wie bereits beschrieben, als dringender Notfall in die Hände der Augenklinik. Hier können ausschließlich die Folgeschäden mit naturheilkundlicher Unterstützung betreut werden.

Auch wenn es zunäch herausfordernd erscheint: „Achten Sie auf eine gesunde Ernährung!“

Selbsthilfemassnahmen

- Homöopathie
- Komplexhomöopathie
- Biomineralien nach Dr. Schüßler
- Lichttherapie
- Ernährungsumstellung (Augenheilkost) und Säfte
- Phytotherapie (Tee-Therapie)
- Gemmotherapie
- Kokosöl
- Bachblüten
- Spagyrik
- Augentraining
- Selbsthypnose, sowie autogenes Training
- Ausleitende Verfahren wie:
  Senfmehlbäder oder Senfwickel
- Zinnkrautsitzbäder
- Darmeinläufe
- Regelmäßige Leber-Gallen-Reinigung

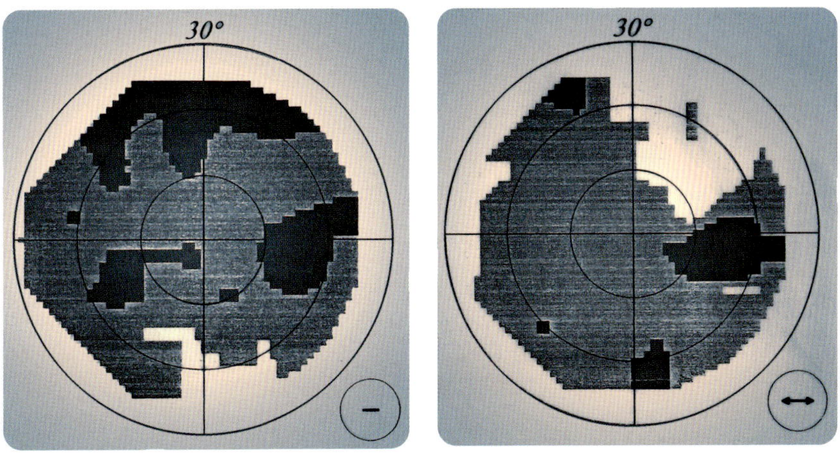

Abb. 10 Schwellentest Einzelanalyse Sehfeld rechtes Auge vor (links) und nach (rechts) einer sechswöchigen Behandlung. Dunkle Felder stellen Gesichtsfeldausfälle dar.

Massnahmen durch einen Therapeuten

- Akupunktur
- Neuraltherapie
- Hypnose
- Ausleitende Verfahren wie Quaddeln
- Baunscheidtieren
- Blutegel-Therapie

Fallbeispiel

Wie erfolgreich eine naturheilkundliche Therapie sein kann, zeigt das folgende Patientenbeispiel. ‹

Patient, 70 Jahre, Weitwinkelglaukom

Herr B. betritt 2006 die Praxis eines ART-Therapeuten (ART ist die Abkürzung für Augen-Regenerations-Therapie, ein Verfahren, das verschiedene Aspekte der Naturheilkunde bei Augenkrankheiten in sich vereint). Er leidet an einem fortgeschrittenen Glaukom bei gleichzeitigem Diabetes Typ II. Das linke Auge ist komplett erblindet, das rechte Auge zeigt bereits große Gesichtsfeldausfälle (› Abb. 8.1, Gesichtsfeld vom 09.10.2006, die schwarzen Bereiche sind die blinden Bereiche des rechten Auges). Auf seinen Wunsch hin wird sofort mit der Augen-Akupunktur begonnen. Gleichzeitig wird ihm eine Injektionstherapie mit einem homöopathischen Medikament verordnet, die er als im Injizieren erfahrener Diabetiker zu Hause selbst durchführt. Bereits nach wenigen Wochen bemerkt der Patient, dass sich das Gesichtsfeld vergrößert, er kann wieder besser sehen. Neugierig lässt er sofort das Gesichtsfeld bei seinem Augenarzt kontrollieren. Das Ergebnis ist verblüffend. Das Gesichtfeld hat sich um fast 50% verbessert (s. Abb. 10).

Je früher der Patient eine naturheilkundliche Therapie begleitend zur Schulmedizin beginnt, desto größer sind seine Chancen auf Regeneration.

TEIL III

KATARAKT (GRAUER STAR)

Auftreten und Symptome

Die Katarakt wird im Volksmund auch grauer Star genannt. Es handelt sich dabei um Eintrübungen der Linse (› Abb. 11). Durch diese Eintrübungen kommt es zu fortschreitenden Verlusten der Sehkraft. Wird nicht behandelt, erblindet der Patient im Endstadium.

In 90% der Fälle sind ältere Patienten von der Erkrankung betroffen (Cataracta senilis). Nur in 10% der Fälle erkranken jüngere Patienten an Katarakt. In diesem Fall entsteht die Katarakt meist in Folge eines Traumas oder einer Operation, bzw. durch Strahleneinwirkung. Die Katarakt ist weltweit verbreitet. Da speziell in Entwicklungsländern keine Hilfe möglich ist, zählt die Katarakt zu den häufigsten Erblindungsursachen weltweit.

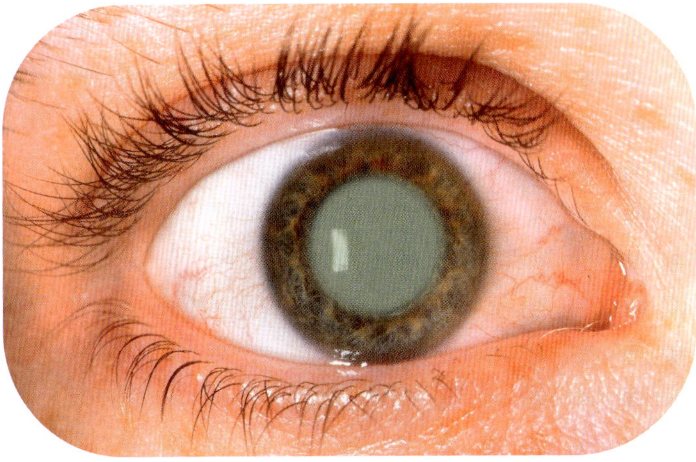

Abb. 11
Katarakt.

Die Erkrankung wird von typischen Sehstörungen begleitet. Die Patienten sehen zunehmend unschärfer, werden lichtempfindlicher, die Farben werden zunehmend grauer, der Patient beschreibt ein Gefühl, „alles wie durch einen Nebel hindurch zu sehen“. Im fortgeschrittenen Stadium nimmt der Patient die Umgebung oftmals sepiafarben wahr, wie von alten Fotos bekannt. Da sich durch die Trübungen die Brechkraft der Linse ändert, kann es zusätzlich zu Kurzsichtigkeit kommen. In manchen Fällen kann es zu einer Bildung mehrerer Brennpunkte kommen, mit Verzerrungen oder gar Doppel- oder Mehrfachbildern.
Es werden verschiedene Stadien der Katarakt-Entwicklung unterschieden wie:

- Cataracta incipiens: beginnende Katarakt, noch ohne Operationsbedarf;
- Cataracta provecta: fortgeschrittene Katarakt, hier wird meist die Operation empfohlen;
- weitere Stadien, die für die folgenden Ausführungen aber nicht weiter von Interesse sind.

Als Komplikation einer weit fortgeschrittenen Katarakt (Cataracta intumescens) kann es zu einem Glaukomanfall kommen. Reißt ein Teil der Linse ein, kann es zu einer Entzündung mit Sekundärglaukom kommen, in deren Folge der Patient erblindet. Vor diesem Punkt sollte spätestens operiert worden sein.

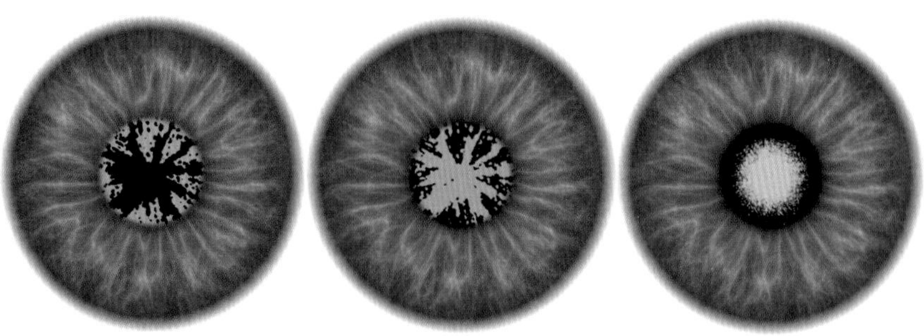

Abb. 12 Verschiedene Karaktformen: Cataracta corticalis, Cataracta subcapsolaris posterior, Cataracta nuclearis.

Kataraktformen

Wir wollen an dieser Stelle zuerst den Altersstar vertiefen. Die später aufgelisteten Therapieempfehlungen gelten allerdings für alle Kataraktformen.

Fast bei jedem 70-Jährigen lassen sich Linsentrübungen nachweisen, die dem Patienten jedoch meistens keine Beschwerden bereiten und nicht behandelt werden müssen. Für die Entstehung des so genannten Altersstars werden verschiedene Faktoren angenommen, wie UV-Licht, Diabetes, Rauchen, Alkoholkonsum, Mangel an Aminosäuren, Vitamin-C-Mangel oder auch genetische Disposition. Die Trübungen können in verschiedenen Bereichen der Linse auftreten, weswegen zwischen drei Kataraktformen unterschieden wird (› Abb. 12):

Cataracta corticalis ist der so genannte Rindenstar. Das Wort deutet bereits an, dass die Trübungen sich am Rand der Linse befinden

Cataracta subcapsularis posterior (hintere Schalentrübung): Hier sitzt die Trübung hinten auf der Linsenkapsel. Es kommt bereits im frühen Stadium zu Sehstörungen, vor allem im Nahbereich (beim Lesen) hat der Patient zunehmend Probleme.

Cataracta nuclearis (Kernstar): Hier ist die Linse im Zentrum bräunlich getrübt. In manchen Fällen ändert sich dabei die Brechkraft der Linse so stark, dass der Patient sogar Doppelbilder sieht.

Es werden noch weitere Kataraktformen unterschieden, die nach ihrer Ursache zugeordnet werden, wie z.B.

- Cataracta diabetica, ein Katarakt, der schon in jungen Jahren bei Patienten mit Diabetes Typ I auftreten kann;
- Strahlenstar durch Röntgen- oder Infrarotstrahlen;
- Kortisonstar durch Kortisongaben;
- Cataracta congenita bei Infektionen der Mutter mit Masern, Röteln und anderen Infektionskrankheiten während der Schwangerschaft.

Schulmedizinische Therapie bei Katarakt

Von Seiten der Schulmedizin wird die Katarakt operiert. In Europa wird dabei meistens die extrakapsuläre Kataraktextraktion (ECCE) vorgenommen. Dabei wird die Linsenkapsel im Auge belassen, nur Linsenrinde und Linsenkern werden abgesaugt oder mit Ultraschall zertrümmert. In die verbleibende Kapsel wird dann eine vorher genau vermessene Linse eingesetzt. Nach der Operation sehen die meisten Patienten zu ihrer Freude schlagartig besser (› Abb. 13).

In seltenen Fällen kommt es nach der Operation zu einer postoperativen Entzündung, die das Sehvermögen herabsetzen kann. So kann es in der Folge in seltenen Fällen zu Makula-Ödemen kommen. Zudem wurde vor Jahren in den Ophtalmologischen Nachrichten auf eine Studie hingewiesen, nach der das Risiko, an einer Makula-Degeneration zu erkranken, nach der Operation deutlich erhöht ist.

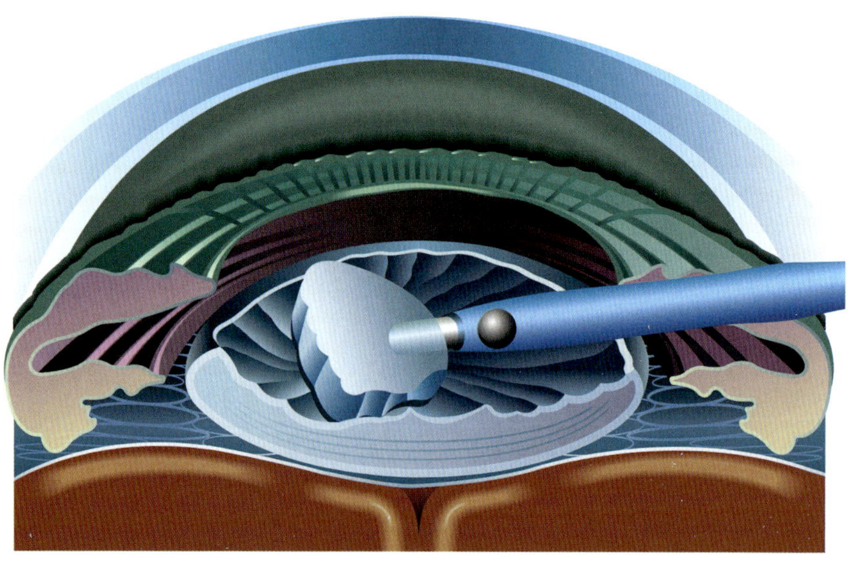

Abb. 13 Katarakt Operation ECCE.

Was leistet die Naturheilkunde bei Katarakt?

Die meisten Patienten lassen sich operieren. Das Risiko einer Verschlechterung der Sehkraft wird je nach Studie unterschiedlich angegeben und liegt zwischen 2 und 7 Prozent. Dieses Risiko führt dazu, dass manche Patienten in der Naturheilkunde anfragen, ob es möglich sei, die Katarakt zu stoppen oder zu verbessern.

Hier gilt dasselbe wie beim Glaukom: Ein naturheilkundliches Präparat, das dem einen geholfen hat, muss nicht unbedingt einem anderen helfen. So gibt es auch hier eine Vielzahl von Therapieverfahren, die sich bewährt haben und Therapeut und Patient vor die schwierige Wahl stellen, für welche Therapie sie sich entscheiden sollen.

Naturheilkundliche Therapieverfahren bei Katarakt

Die folgende Liste zählt mögliche Therapieverfahren auf. Diese Verfahren werden in Teil IV des Buches ausführlich erläutert.

Selbsthilfemassnahmen

- Homöopathie
- Komplexmittelhomöopathie
- Biomineralien nach Dr. Schüßler
- Spagyrik
- Lichttherapie
- Phytotherapie (Tee-Therapie)
- Gemmotherapie

In 90% der Fälle sind ältere Patienten von der Erkrankung betroffen (Cataracta senilis).

- Rizinusöl
- Kokoswasser
- Ernährungsumstellung (Augenheilkost) und Säfte
- Augentraining
- Ausleitende Verfahren wie regelmäßige Leber-Gallen-Reinigung

Therapeutische Maßnahmen

Neben den oben aufgelisteten Verfahren kann ein Therapeut noch mit folgenden Therapien unterstützen:

- Baunscheidtieren

Lesestoff zu Gemmomazeraten ab Seite 79 für Laien:

CORNELIA STERN, **Die Heilkraft der Pflanzenknospen**
TRIAS Verlag, Stuttgart, 2015
PETER EMMRICH, **Das 1 x 1 der Knospenmedizin**
2. Auflage 2017, WZGVerlag, Dormagen

Lesestoff zu Gemmomazeraten für Therapeuten:

CHRISCHTA GANZ, LOUIS HUTTER, **Gemmotherapie – Knospen in der Naturheilkunde**, 2. Auflage 2015, AT Verlag, Schweiz
ANDREAS NIESWANDT, **Makula-Degeneration – diabetische Retinopathie**, 3. Auflage 2024, VIVITA Verlag, Scheßlitz

Gemmomazerate Bezugsadresse:

WWW.PHYTOPHARMA-SHOP.DE
(Alle erhältlichen 56 Gemmomazerate & Tinkturen).

TEIL IV

TROCKENES AUGE (*Sicca-Syndrom*)

Auftreten und Symptome

Viele Menschen leiden heutzutage unter einer sogenannten Benetzungsstörung des Auges (Sicca-Syndrom). Im Volksmund wird diese Störung ganz allgemein „trockenes Auge“ genannt, obwohl es viele verschiedene Ursachen und Verlaufsformen dieser Erkrankung gibt, die voneinander unterschieden werden können.

Es ist für jeden Naturheilkunde-Therapeuten, der in seiner Praxis mit dem Sicca-Syndrom konfrontiert wird, wichtig, über die Anatomie und Funktionen des Auges und die Beschaffenheit des Tränenfilms Bescheid zu wissen, um die für den Patienten geeignete Therapie zu finden.

Für unsere Betrachtung wollen wir zunächst die anatomischen Grundlagen der Benetzung des Auges erörtern, bevor wir die schulmedizinischen und naturheilkundlichen Therapien vorstellen.

Anatomische Grundlagen

Die Tränenflüssigkeit setzt sich aus drei Schichten zusammen: der Fettschicht, der wässrigen Schicht und der Schleimschicht (› Abb. 14).
Im Augenlid sind die Meibom-Drüsen eingelagert, in denen der fettige Anteil produziert wird. Diese wasserunlösliche Schicht verhindert das rasche Verdunsten der Tränenflüssigkeit.

Der wässrige Anteil der Tränenflüssigkeit wird von den mandelgroßen Tränendrüsen gebildet. Diese befinden sich außen oben in den Augenhöhlen (› Abb. 15). In der wässrigen Schicht sind wichtige Salze, Vitamine und Spurenelemente und mehr als 500 verschiedene Eiweißstoffe zur Ernährung des vorderen Augenabschnitts sowie zur Bakterienabwehr enthalten.

Die Schleimschicht wird von Zellen in der Augenbindehaut produziert. Der Schleim ermöglicht, dass der Tränenfilm an der Hornhautoberfläche anhaftet.

Nur wenn die Träneninhaltsstoffe in der notwendigen Menge vorhanden sind, können sich die drei Schichten des Tränenfilms richtig aufbauen. Ist dieser Aufbau gestört, kann die Tränenflüssigkeit nicht mehr an der Augenoberfläche anhaften, verschiedene Stellen des

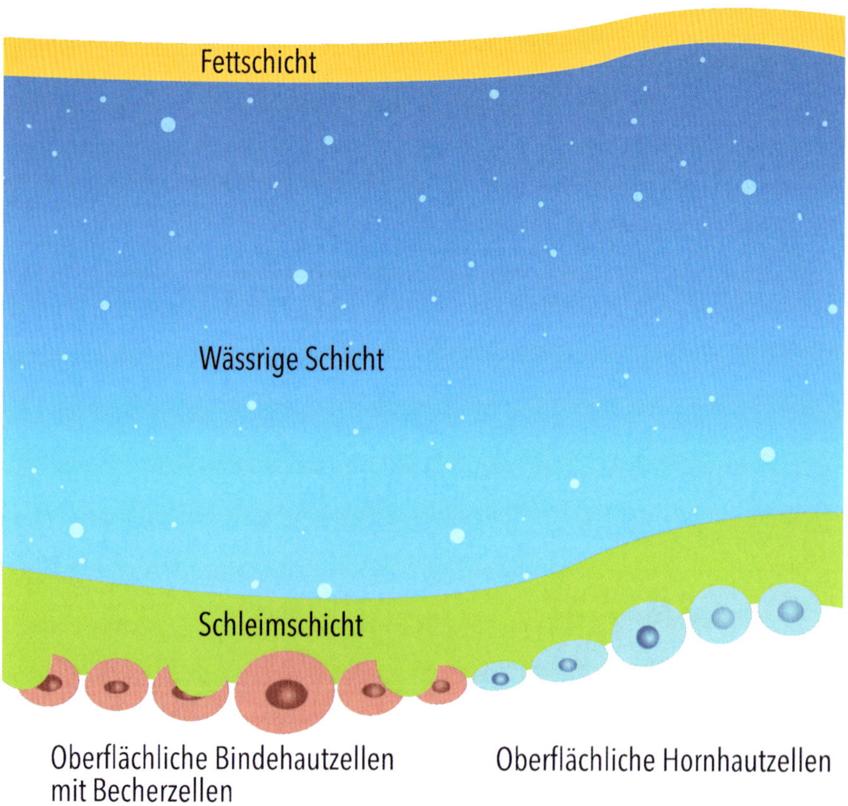

Abb. 14 Aufbau des Tränenfilms.

Auges werden nicht benetzt (Benetzungsstörung). In der Folge kommt es zum Sicca-Syndrom.

Ursachen und Beschwerden

Zu den bekannten Ursachen für eine Störung des Tränenfilms zählen:

- Das Ater, da mit zunehmendem Alter viele Flüssigkeitsprozesse im Körper verlangsamt ablaufen.
- Ein Mangel an männlichen Sexualhormonen fördert das Sicca-Syndrom, weswegen Frauen häufiger an trockenen Augen leiden als Männer.

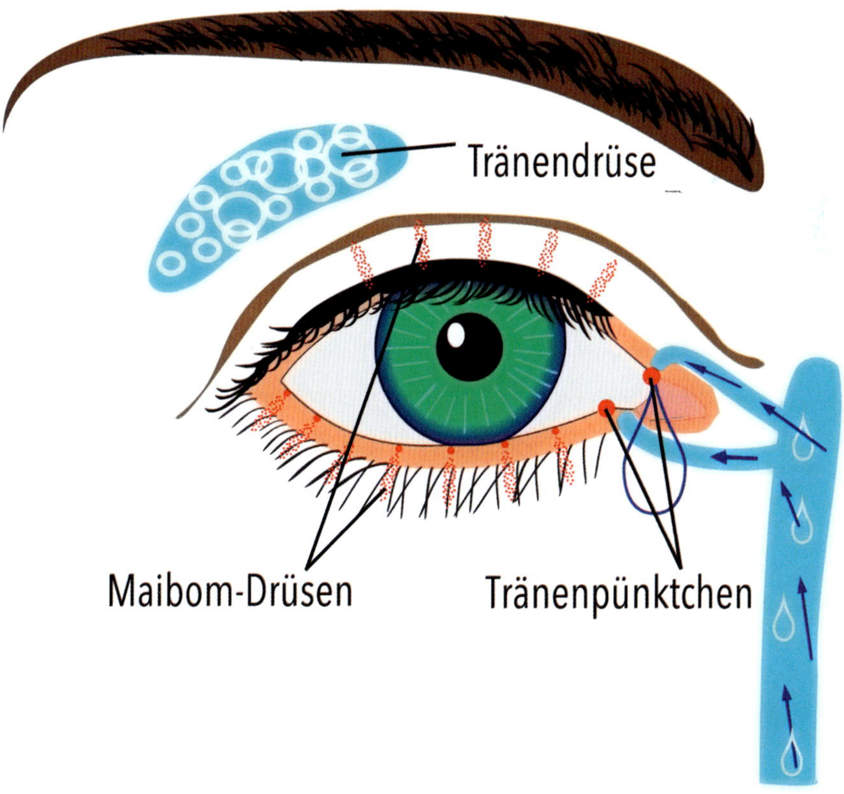

Abb. 15
Lage der Tränendrüsen.

- Medikamente wie Beta-Blocker (Blutdrucksenker), Diuretika (Entwässerungstabletten), Neuroleptika (gegen psychische Erkrankungen), Antibabypille, Antidepressiva, Augentropfen gegen Glaukom, Antihistaminika (gegen Allergien) etc.
- Kontaktlinsen
- Oberflächenschädigung durch Lasereingriffe an der Hornhaut
- Erkrankungen wie Diabetes, Lupus, Autoimmunerkrankungen, Entzündungen der Tränendrüsen, Parkinson, Herpes, Vitamin A-Mangel
- Verletzungen
- Klimaanlagen
- Bildschirmarbeit
- Trockene Räume, speziell im Winter
- Störungen des Tränenabflusses z.B. durch Verengungen der Tränenkanäle
- Stress
- UV-Strahlen
- Hohe Ozon-Konzentrationen
- Feinstaub, Pollen, Autoabgase, Umweltgifte
- Zigarettenrauch

Gerade die letztgenannten Faktoren führen zu oxidativem Stress, der zum trockenen Auge beiträgt. Je nach Schwere der Erkrankung leidet der Patient an unterschiedlich stark ausgeprägten Beschwerden. Dazu zählen u.a.:

- Augenrötung
- Augenjucken
- Fremdkörpergefühl bis hin zu starken Schmerzen
- Brennen
- Lichtempfindlichkeit
- geschwollene Augenlider

- stark tränende Augen (!)
- Sehstörungen
- verklebte Augenlider, die im schlimmsten Fall nur unter großen Schmerzen zu öffnen sind

Im Extremfall können die Beschwerden so stark werden, dass Patienten kaum mehr in der Lage sind, ihrem Beruf nachzugehen.

Untersuchung und Diagnose

Treten die genannten oder ähnliche Symptome auf, sollte der Betroffene umgehend einen Termin mit seinem Augenarzt vereinbaren. Dieser muss herausfinden, ob der Patient am Symptomkomplex „Trockenes Auge“ leidet oder an einer anderen schweren Augenkrankheit.

Dazu betrachtet er mit der Spaltlampe Veränderungen der verschiedenen Augengewebe, Austrocknungsstellen, Ansammlungen von Schleim, Rötungen sowie die Fettschicht des Tränenfilms. Es wird der Zustand der Augenlider beurteilt: Sind dort etwa Entzündungen oder haben die in den Lidern eingelagerten Drüsen irgendwelche Fehlfunktionen? Mit dem Schirmer-Test kann der Arzt zusätzlich die Produktion der Tränenflüssigkeit überprüfen. Steht am Ende der Untersuchung die Diagnose „Trockenes Auge“ fest, hat der Augenarzt jetzt verschiedene Therapie-Optionen.

Schulmedizinische Therapie bei Sicca-Syndrom

In den meisten Fällen wird künstliche Tränenflüssigkeit in Form von Augentropfen zur Benetzung der Augenoberfläche verordnet. Dabei muss der Behandler unterscheiden, welche Schicht des Tränenfilms behandelt werden soll, denn hiervon hängt die Mittelwahl ab.

Das Sicca-Syndrom fördert einen Mangel an männlichen Sexualhormonen.

Werden Entzündungsfaktoren in der Tränenflüssigkeit oder an der Bindehaut gefunden, liegt ein Hauptaugenmerk auf der Behandlung dieser Entzündungen. Dazu kommt häufig Cortison zum Einsatz, bei allergischen Komponenten werden Antihistaminika verordnet. Liegen schwere Grunderkrankungen wie das Sjögren-Syndrom vor, muss der Augenarzt mit dem Rheumatologen zusammenarbeiten. Hier werden Immunsuppressiva verschrieben. Wird zu wenig Tränenflüssigkeit produziert, besteht die Möglichkeit, die Produktion mit Pilocarpin oder Cevimeline medikamentös anzuregen.

Alternativ dazu kann versucht werden, operativ die Verweildauer der Tränenflüssigkeit im Auge zu erhöhen, indem mit kleinen Stöpseln die Tränenpünktchen verschlossen werden (Punctum-Plugs). Zusätzlich stehen noch viele weitere operative Verfahren zur Verfügung, um die Beschwerden zu lindern. Da Operationen jedoch Risiken bergen, ist es für Patienten sinnvoll, alternative Therapien begleitend zu den schulmedizinischen Verfahren zu erproben. Dabei haben sich viele verschiedene Methoden bewährt, die im Folgenden besprochen werden.

Naturheilkundliche Therapieverfahren bei trockenen Augen

Die meisten Patienten kommen mit den vom Augenarzt verschriebenen Medikamenten zurecht. Bei einigen Patienten sind die Beschwerden jedoch so stark, dass sie Hilfe in der Naturheilkunde suchen.

In den verschiedenen Bereichen der Naturheilkunde werden viele Mittel genannt, die sich in der Vergangenheit erfolgreich bei Patienten bewährt haben. Sie können aus der folgenden Liste die naturheilkundlichen Maßnahmen entnehmen und in Teil V des Buches die genaue Anwendung nachschlagen.

Computerarbeit und Medienkonsum können tränende Augen verursachen.

SELBSTHILFEMASSNAHMEN

- Homöopathie
- Komplexmittelhomöopathie
- Biomineralien nach Dr. Schüßler
- Ghee-Anwendungen
- Phytotherapie (Tee-Therapie)
- Rizinusöl
- Spagyrik

Der Patient kann die erwähnten Methoden parallel zur schulmedizinischen Behandlung anwenden. Da diese Methoden risikolos sind, kann der Betroffene nur gewinnen.

Fallbeispiele

Patient, 36 Jahre

Herr M. leidet seit drei Monaten an trockenen Augen. In der Folge kam es zu einer chronischen Bindehautentzündung. Die Augenlider sind zusätzlich entzündet, wodurch die Zusammensetzung der Tränenflüssigkeit gestört ist. Vom Arzt wurde bisher erfolglos Cortison eingesetzt. Der Patient benetzt seine Augen mehrmals täglich mit künstlicher Tränenflüssigkeit. Der Betroffene leidet unter starken Augenschmerzen. Morgens graut es ihm davor, die Augen zu öffnen, da verklebte Augenlider zu massiven Schmerzen beim Augenöffnen führen. Die Beschwerden sind so stark, dass der Patient zwischenzeitlich mehrfach im akuten Stadium krankgeschrieben wurde. Es wurden komplexhomöopathische Medikamente gegen die Augenlidentzündung und die inzwischen chronische Konjunktivitis eingesetzt. Zusätzlich nahm der Patient stündlich fünf Tabletten Natrium chloratum D6 ein und dreimal täglich fünf Tabletten Ferrum phosphoricum D12. Bereits nach wenigen Tagen haben sich die Beschwerden spürbar verbessert. Nach zwei Wochen treten die Beschwerden kaum mehr auf. Nur bei Zugluft gibt es noch leichte Probleme, die nach Aussage des Patienten aber kein Vergleich mehr zu den vorangegangenen Qualen sind. Nach weiteren vier Wochen ist der Patient beschwerdefrei.

Patientin, 6 Jahre

Bei meiner eigenen Tochter hatte ich kürzlich Gelegenheit, die schlagartig eintretende Wirkung des homöopathischen Simillimum zu erleben. Meine Tochter, damals 6 Jahre alt, litt seit einigen Monaten täglich mehrfach unter spontan tränenden Augen. Da dieses Tränen immer wieder nach etwa einer halben Stunde aufhörte, beachteten wir es nicht weiter. Eines Abends klagte sie unter extrem brennenden, beißenden Augentränen (trockene Augen mit entzündlicher Bindehaut). Die Symptomatik ließ sofort an Arsenicum album denken. Eine sofort verabreichte Gabe in der Potenz C200, 5 Globuli, ließ das brennende Gefühl innerhalb weniger Sekunden spontan verschwinden. Seit diesem Tag haben die Augen nicht mehr getränt. Das Symptom ist vollständig auskuriert.

TEIL V

SELBSTHILFEMASSNAHMEN

Ein wichtiger Hinweis vorab: Die Anleitungen, Informationen und Empfehlungen in diesem Buch sind praxiserprobt. Dennoch kann keine Garantie für die Richtigkeit des Inhaltes übernommen werden, da sich das medizinische Wissen ständig erweitert und unterschiedliche Auffassungen in Fachkreisen bestehen. Die Meinungen des Autors weichen teilweise erheblich von den an den Universitäten vermittelten Lehrmeinungen ab, werden aber von vielen ganzheitlichen Therapeuten ebenfalls beachtet. Im Zweifel und bei Erkrankungen sollten Sie immer kompetenten ärztlichen Rat einholen, den dieser Ratgeber nicht ersetzen kann.

Autor und Verlag übernehmen keine Haftung für eventuelle Schäden oder Nachteile, die aus der Anwendung der in diesem Buch beschriebenen Methoden und praktischen Hinweise erwachsen sollten.

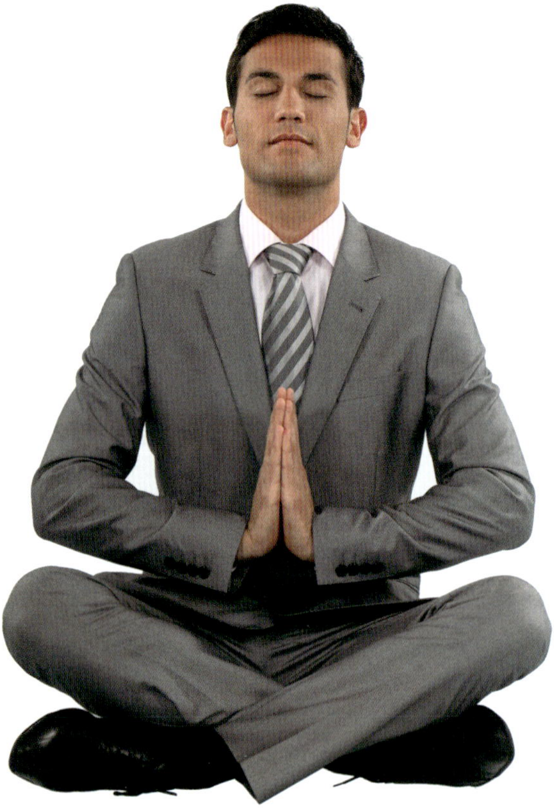

Abb. 16
Ohne Selbstverantwortung keine Heilung!

Es sei an dieser Stelle ausdrücklich darauf hingewiesen, dass es sich bei diesem Buch um keine Werbung für die Praxis des Autors oder andere Naturheilpraxen, irgendwelche Therapieverfahren, medizinischen Geräte oder Medikamente handelt.

Homöopathie

Im Jahre 1790 experimentierte der Arzt *Samuel Hahnemann* mit Chinarinde, der eine Heilwirkung gegen Malaria nachgesagt wurde. *Hahnemann* nahm Chinarinde ein, ohne selbst an Malaria erkrankt zu sein. In den folgenden Tagen erlebte *Hahnemann* alle Symptome einer echten Malaria, ohne die Erreger in seinem Blut zu haben! Nach Absetzen der Chinarinde verschwanden alle Symptome spurlos. Dies war die Geburtsstunde der Homöopathie. *Hahnemann* folgerte aus diesem Versuch, dass Chinarinde nur deshalb Malaria heilen könne, weil sie beim Gesunden in der Arzneimittelprüfung dieselben Symptome hervorrufe.

Hahnemann erinnerte sich an die Schriften des *Hippokrates*, der schon vor 2000 Jahren schrieb: „Ähnliches heilt Ähnliches." *Hahnemann* war der erste, der daraus Konsequenzen zog. Er unterzog etwa einhundert Stoffe einer eingehenden Arzneimittelprüfung und schlussfolgerte: „Gib dem Patienten zu seiner Krankheit eine möglichst ähnliche Arzneikrankheit hinzu, so wird diese die ursprüngliche Krankheit vertreiben."

Da *Hahnemann* seinen Patienten keinen Arzneimittelschaden zufügen wollte, verdünnte er die Medikamente. Er testete an seinen Patienten immer kleinere Dosen, um zu untersuchen, bis zu welcher Verdünnung noch eine heilende Wirkung feststellbar sei. Zu seiner Überraschung nahm die Heilwirkung seiner Mittel mit jeder weiteren Verdünnung immer weiter zu! Gegen Ende seines Lebens arbeitete *Hahnemann* übrigens fast nur noch mit Q-Potenzen (Verdünnung 1/50.000), die sich in

Deutschland fälschlicherweise unter dem Namen LM-Potenzen (LM bedeutet 950 und nicht 50.000, wie meist angenommen) eingebürgert haben.

Im Laufe der letzten 250 Jahre wurden trotz aller Kampagnen von Seiten gewisser Interessengruppen die Wirkungen homöopathischer Mittel und ihrer Verdünnungen sorgfältig dokumentiert. Es wurden im Laufe der Zeit auch viele Mittel entdeckt, die eine Wirkung auf die Augen haben. So berichtet der Arzt *Charles Burnett* in seinem überaus spannenden Buch „50 Gründe, warum ich ein Homöopath bin“ von einer Dame, die am grauen Star fast erblindet war und durch die Einnahme des richtigen Mittels innerhalb kurzer Zeit eine massive Verbesserung der Sehkraft bis hin zur Lesefähigkeit erfuhr. Auch andere Therapeuten berichten von Erfolgen bei Glaukom, Katarakt oder trockenem Auge.

Die klassische Homöopathie ist jedoch eines der schwierigsten Felder der Medizin, da sie ein geradezu enzyklopädisches Wissen um die einzelnen Mittel verlangt, gepaart mit großer Erfahrung und der nötigen Intuition, um das richtige Mittel zu finden, denn es gilt der

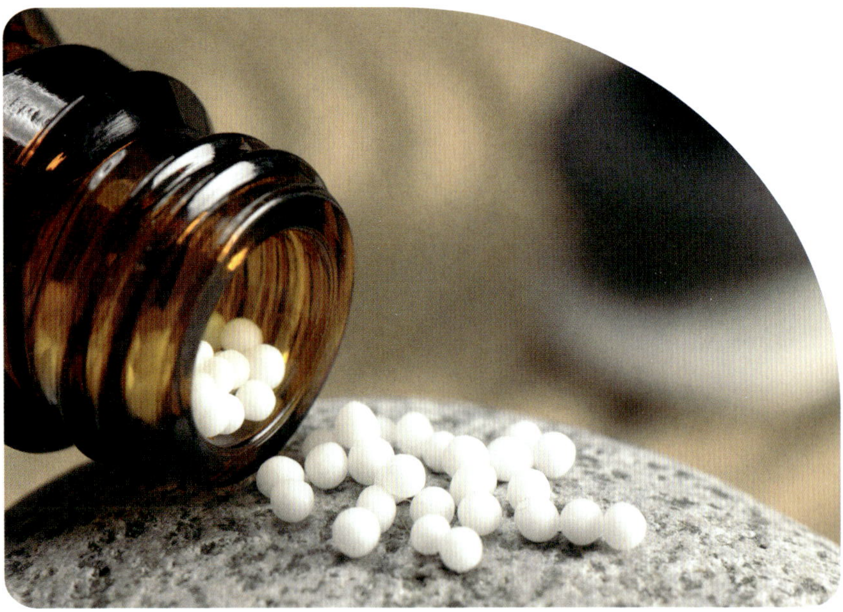

Abb. 17
Allen Unkenrufen zum Trotz sind die Erfolge einer homöopathischen Behandlung nicht von der Hand zu weisen.

Satz: „Gleiches heilt Gleiches“, und aus der Masse der Mittel das genau passende in der richtigen Potenzierung zu finden, bedarf akribischer, detektivischer Arbeit. So ist auch nicht jeder als Therapeut für klassische Homöopathie geeignet. Die Homöopathie ist deshalb meines Erachtens der Königsweg unter allen Therapieverfahren.

In der folgenden Liste finden Sie Mittel, die sich bei grauem und grünem Star in vielen Fällen erfolgreich bewährt haben. Denken Sie jedoch daran, dass nur das exakte Medikament (Simillimum) helfen kann. Sollten die vorgestellten Mittel nicht helfen, ist zu empfehlen, einen kompetenten und erfahrenen klassischen Homöopathen aufzusuchen.

Ist das exakt zum Patienten passende Medikament bekannt, kann entgegen den Angaben in der folgenden Tabelle auch mit LM-Potenzen gearbeitet werden, die dann aber eine sehr tiefgehende Wirkung entfalten. LM-Potenzen dürfen täglich nach Anweisung des Herstellers oder des Heilpraktikers eingenommen werden, sollten jedoch von einem klassischen Homöopathen ausgearbeitet werden.

Empfehlung: Nehmen Sie das Mittel Ihrer Wahl dreimal täglich, maximal sieben Tage lang, anschließend zweimal täglich, maximal einen Monat lang, falls Sie eine Besserung feststellen können. Wenn es danach noch besser zu werden scheint, machen Sie zwei Tage Pause und nehmen das Mittel dann zweimal täglich einen weiteren Monat lang ein. Sollten Sie innerhalb von zwei Monaten keine Besserung feststellen, variieren Sie die Potenz bzw. suchen Sie besser einen klassischen Homöopathen auf.

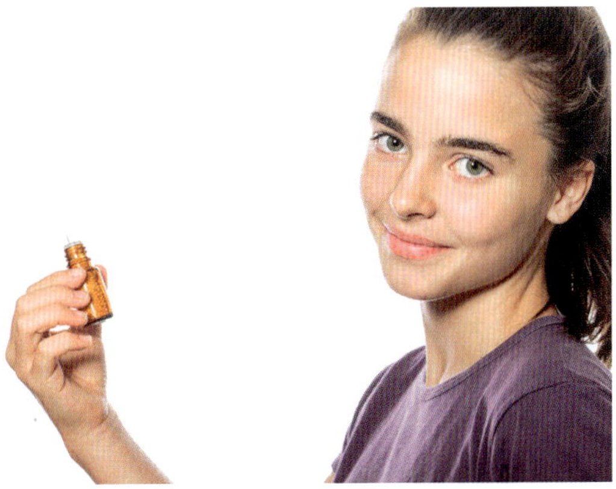

Abb. 18 Homöopathie folgt dem Prinzip: Gleiches wird durch Ähnliches geheilt.

Tabelle 1
Homöopathische Mittel bei KATARAKT

Mittel	Beschreibung bei Katarakt
Phosphorus C 6	Gefühl von Nebel oder Schleier, der sich auf das Auge legt, oder als würde etwas fest über das Auge gezogen.
Calcium carbonicum C 6	Im Frühstadium eines grauen Stars sehr bewährt.
Calcium fluoratum C 6	Verschwommenes Sehen.
Silicea C 6	Im späteren Stadium, wenn die Störung immer stärker wird (bei gleichzeitiger Lichtscheu).
Naphtalin C 6	Arthritis, Konjunktivitis, aber auch Asthma oder Heuschnupfen sind ein Hinweis auf dieses Mittel.
Cine D 3, Augentropfen	2-mal täglich je einen Tropfen in jedes Auge träufeln. Dieses Mittel muss entgegen obigen Anweisungen über mehrere Monate eingenommen werden.
Causticum C 6	Vermindertes Sehvermögen wie Häutchen vor dem Auge.
Sulphur C 6	Evtl. Flimmern vor den Augen, dunkle Punkte und Flecken (Mouches Volantes, „schwarze Fliegen"), speziell beim Rindenstar geeignet!
Ammonium muriaticum C 6	Bei Kapselstar wurden damit von Homöopathen Erfolge dokumentiert.

Die Stofflichkeit Homöopatischer Potenzen konnte nun im Nanopartikelbereich nachgewiesen werden.

Tabelle 2
Homöopathische Mittel bei TROCKENEM

Mittel	Beschreibung bei Trockenem Auge
Euphrasia C 6	Bei geröteten, brennenden Augen. Diese können anfangs trocken sein und später stark tränen. Abends verschlechtert sich häufig das Beschwerdebild. Sehr bewährt bei chronischen Bindehautentzündungen. Auch als Euphrasia-Augentropfen erhältlich.
Ruta C 6	Bei Überanstrengung der Augen, aber auch nach Verletzungen, z. B. nach einer Augenoperation oder einem Stoß, kann man es getrost mit diesem Mittel versuchen. Zu den Symptomen zählen Hitze und Brennen in den Augen, unscharfes Sehen sowie Kopfschmerz beim Lesen. Kälte verschlimmert die Symptome.
Alumina C 6	Sehr trockenes Auge, es mangelt an Tränenflüssigkeit.
Pulsatilla C 6	Augen ständig wässrig und eventuell auch gerötet; bei Hormonumstellungen oder Stimmungsschwankungen.
Belladonna C 6	Nach starker Sonnenbestrahlung oder Hitzeeinwirkung sowie bei starker Zugluft das Mittel der Wahl.
Apis C 6	Bei allergischen Reaktionen.
Arsenicum album C 6	Brennen in den Augen mit scharfem Tränenfluss.

Tabelle 3
Homöopathische Mittel bei GLAUKOM

Mittel	Beschreibung bei Glaukom
Phosphorus C 6	Gefühl von Nebel oder Schleier, der sich auf das Auge legt, oder als würde etwas fest über das Auge gezogen.
Spigelia anthelmia C 6	Ständig sich änderndes Sehvermögen, evtl. stechende Schmerzen im Auge, oder wenn begleitet von Herzbeschwerden.
Gelsemium sempervirens C 6	Bei Stress und starker seelischer Belastung.
Aconitum C 6	Bei starker, tiefsitzender Angst, z.B. bei Mobbing.
Rhus toxicodendron C 6	Bei ständiger körperlicher Überanstrengung.

Und weitere Weisheiten ...

JAMES TYLER KENT, **Gesamte homöopathische Arzneimittellehre**
2007, Narayana Verlag, Kandern

ROSINA SONNENSCHMIDT, **Die Sinnesorgane – Wunderwerk der Komunikation, aus der schriftenreihe Organ – Konflikt – Heilung**
2011, Narayana Verlag, Kandern

Komplexhomöopathie

In späteren Jahren experimentierte *Hahnemann* in besonderen Fällen auch mit der Kombination verschiedener Homöopathika, wie er es in seinem Buch Organon № 5 beschreibt. Dies war die Geburtsstunde der Komplexhomöopathie. Später gab *Hahnemann* auf Drängen seiner Schüler die Kombination verdünnter Medikamente wieder auf, da seine Schüler Wert darauf legten, sich von der damaligen etablierten Medizin zu unterscheiden.

Der Grundgedanke, verschiedene Mineralien-, Pflanzen- oder Tierstoffe zu einem Medikament zu mischen, blieb jedoch erhalten und führte zur Entwicklung der Komplexhomöopathie, die ebenso wie die reine Homöopathie bei richtiger Anwendung zu guten Ergebnissen führen kann. Das Ziel der Komplexhomöopathie ist es, mit allen Vorteilen einer homöopathischen Behandlung eine Krankheit zu behandeln und wenn möglich auch zu heilen. Der Vorteil für den Behandler ist ein leichterer Umgang mit den Medikamenten. Nachteil der Komplexhomöopathika ist die Tatsache, dass am Ende weder der Behandler noch der Patient genau wissen, welcher Inhaltsstoff die Wende im Krankheitsverlauf brachte. Zudem wird von klassischen Homöopathen häufig der Einwand geltend gemacht, dass Komplexhomöopathika das Gefüge der Lebensenergie im Patienten verschieben und dadurch eher schädlich seien. Komplexpräparate sind gegenüber den klassischen Homöopathika auch häufig wesentlich teurer, so dass für viele Patienten eine klassische homöopathische Betreuung preiswerter ist. So kann eine Behandlung des Kataraktes mit klassischen Homöopathika oftmals nur wenige Euro kosten, während eine Behandlung mit Komplexpräparaten oftmals mit mehreren hundert Euro zu Buche schlägt. Der Patient muss an dieser Stelle entscheiden, welcher Therapie er den Vorzug gibt.

Die Erfahrungen vieler Therapeuten, die mit Komplexpräparaten arbeiten, sind in der Regel recht gut. Nebenwirkungen wurden – anders als bei den starken, schulmedizinisch verordneten Medikamenten – in Studien bisher nicht nachgewiesen.

Da Komplexpräparate auch für Laien sehr einfach handhabbar sind, möchte ich an dieser Stelle näher auf dieses Thema eingehen. Die Streitigkeiten zwischen unterschiedlichen Therapieauffassungen mögen uns hier nicht weiter interessieren, da diese bisher nicht auf wissenschaftlichen Daten gründen.

Die Komplexhomöopathie arbeitet damit, Blockaden zu lösen, indem verschiedene Organsysteme und Gewebe angeregt werden. So gibt es spezielle Mittel nur für die Leber, die Milz oder die Nieren, aber auch verschiedene heilkräftige Mittel gegen die verschiedensten Krankheiten. Die Zellen öffnen, Giftstoffe zur Ausscheidung bringen und anschließend die Zellen regenerieren ist das Ziel einer komplexhomöopathischen Therapie. Die Wahl der Mittel richtet sich nach dem Verlauf der Krankheit, dem Stadium, in dem sich die Krankheit befindet, sowie den begleitenden Symptomen. In einem Gespräch nimmt der Therapeut die Krankengeschichte auf (Anamnese), und mit zusätzlichen Diagnosemethoden wie Gesichts- und Zungendiagnose, aber auch mit ärztlichen Befunden, die der Patient mit in die Praxis bringt, sucht der Therapeut Schwachstellen im Körper, die ebenfalls kuriert werden müssen. Anschließend erarbeitet er auf Grundlage seiner Methode eine Rezeptur mit Medikamenten, die der Patient im Laufe der Zeit einnehmen muss.

Art und Dosierung der Medikamente richten sich nach der Grunderkrankung sowie nach Alter und Gewicht. Diese werden individuell auf den Patienten zugeschnitten. Gerade bei Augenerkrankungen wie Makuladegeneration und diabetischer Retinopathie oder Glaukom muss der Therapeut über große Erfahrung verfügen, um dem Patienten helfen zu können.

Homöopathische Behandlungen erfordern Geduld und Ausdauer, da die Ursachen zutage gebracht werden.

Bitte beachten Sie, dass die Mittel beim grauen Star über einen langen Zeitraum eingenommen werden müssen, um ihre Wirkung zu entfalten. In der Naturheilkunde sagt man deshalb: So lange wie der graue Star gebraucht hat zu kommen, so langsam wird er gehen. Dabei gibt es natürlich individuelle Unterschiede. So haben wir Naturheilkundler bereits Menschen erlebt, die schnelle Fortschritte machten, bis hin zur Heilung, aber es gab auch Patienten, die nicht

reagierten, die trotzdem operiert werden mussten. Aber es ist immer einen Versuch wert, erst mit naturheilkundlichen Mitteln zu arbeiten, bevor man sich den Risiken eines operativen Eingriffes mit all seinen möglichen Nebenwirkungen aussetzt.
Aus Sicht der Naturheilkunde sind bei einer Augentherapie verschiedene Organsysteme, die mit der Erkrankung korrelieren, mit zu therapieren.

Glaukom

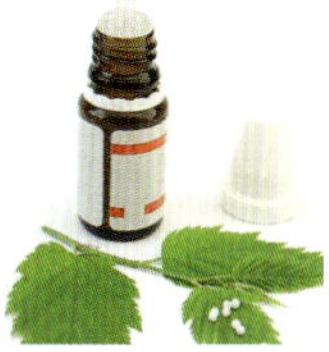

Das Auge muss entgiftet werden. Dies geschieht durch eine Entgiftung des Kopfbereiches. Aller Eiter muss ausgeleitet und alle Entzündungen müssen abgebaut werden, z.B. mit REGENAPLEX Nº 36 A. Zusätzlich muss die Durchblutung des Sehnervs angeregt werden, da die Durchblutung beim Glaukom beeinträchtigt ist.

Die Nieren müssen zeitgleich mit angeregt werden, um die Ausscheidung der Giftstoffe sowie des „verdorbenen Wasserelementes" zu unterstützen. Bewährte Mittel sind REGENAPLEX Nº 50 A oder LÖWE-KOMPLEX 7.

Das Organ Leber steht in direktem Zusammenhang mit dem Auge. Es gibt zahlreiche die Leber stärkende Komplexmittel auf dem Markt, wie REGENAPLEX Nº 79 oder HEPA-LOGES.

REGENAPLEX Nº 511 B, MUCOKEHL D 5, aber auch HORVI NUKLEOZYM COMP. 12 UND 12 A sollen direkt am Auge wirksam sein und bei Glaukom wirken.

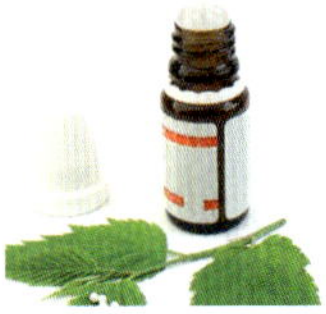

Katarakt

Gegen Katarakt können verschiedene Mittel genommen werden, wie REGENAPLEX Nº 511 A, MUCOKEHL D 5 AUGENTROPFEN aber auch HORVI NUKLEOZYM COMP. 12 UND 12 A.

Die Stärkung von Leber, Niere und Milz ist absolut notwendig, um die Ablagerungen aus der Linse zu lösen und zur Ausscheidung zu bringen.

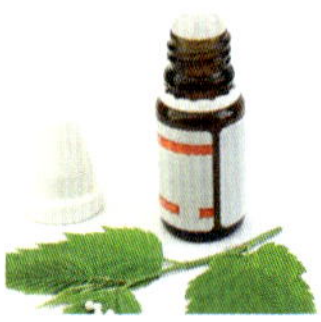

Trockenes Auge

Das Hauptaugenmerk ist auf die Nieren und die Augenbindehaut mit den latenten Entzündungen zu lenken.

Leser meines Buches „Heile Deine Augen“ berichteten mir von Verbesserungen mit REGENAPLEX Nº 76 A, Nº 77 A UND Nº 114. Je dreimal täglich 5–8 Tropfen in ein Glas Wasser geben und langsam trinken.

Gesundmacher

MARIO CAMPANA, **Innere Ursachen von Krankheiten,**
2. Bd., 2005, MediColor Verlag
DIE REGENA-THERAPIE, **Vom Schnupfen bis zum Krebs,**
Auszüge aus den Schriften von G.C. Stahlkopf, Verein zur Förderung der Komplexmittel-Homöopathie, Grafrath
DIE REGENA-THERAPIE, **Krankheit ist ein Heilbestreben des Körpers,**
Auszüge aus den Schriften von G.C. Stahlkopf, Verein zur Förderung der Komplexmittel-Homöopathie, Grafrath

Biochemie nach Dr. Schüßler (Schüßler-Salze)

Die biochemischen Mineralien nach *Dr. Schüßler* sind heute vielen Menschen als Schüßler-Salze bekannt. Vielen Patienten konnte mit der Einnahme von Schüßler-Salzen bei den verschiedensten Krankheiten geholfen werden. Die wenigsten Patienten wissen jedoch, was Schüßler-Salze sind und wie sie wirken. Viele Schriften, die sich im Umlauf befinden, sind leider zu allgemein, als dass der Laie daraus ein funktionierendes System der Selbsthilfe aufbauen könnte.

Bei den originalen Schüßler-Salzen handelt es sich um zwölf Mineralien, die Dr. Schüßler bei seinen Forschungen im Laufe von Jahrzehnten entdeckte und am kranken sowie genesenden Patienten erforschte. Dr. Schüßler wusste, dass der Körper aller Lebewesen mit Mineralien aufgebaut wird. Er erkannte, dass nur unter Mitwirkung

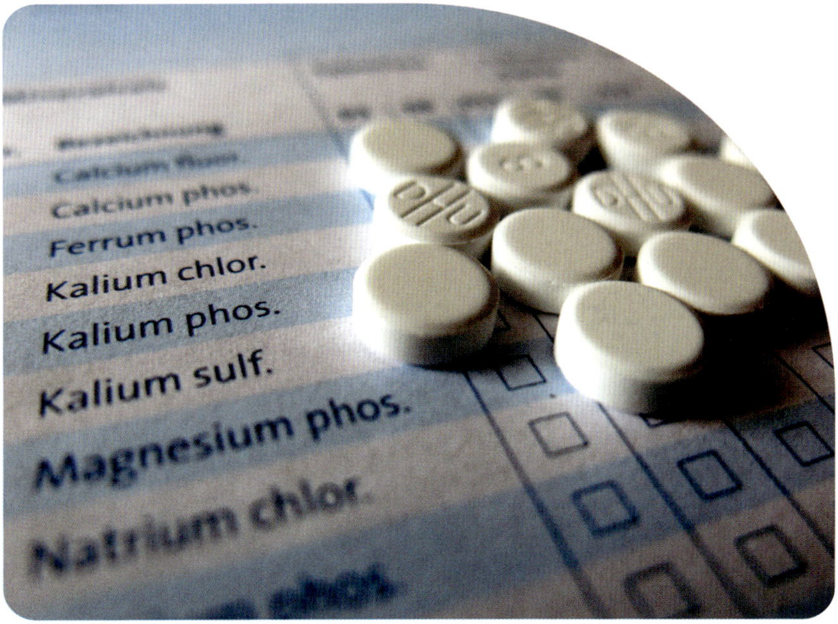

Abb. 19 Schüßler-Salze sind alternativmedizinische Präparate aus Mineralsalzen in homöopathischer Dosierung.

von Mineralien der Körper richtig funktionieren kann. Aus diesem Wissen heraus entwickelte er die Mineralstofftherapie.

Nach *Dr. Schüßlers* Tod erforschten seine Schüler weitere 15 Mineralstoffe, die als Erweiterungsmittel bekannt sind. Diese Erweiterungsmittel umfassen mineralische Spurenelemente, so genannt, weil sie in der Natur nur in geringen Mengen (Spuren) vorkommen.

Dr. Schüßlers Therapie-Philosophie lässt sich am besten mit seinen eigenen Worten zusammenfassen: „Die oben genannten Mineralien sind die Baumaterialien und die Funktionsmittel der Gewebe ... Wendet man sie als Funktionsmittel an, so müssen sie in kleinen Gaben verabreicht werden." (*Dr. Schüßler* „Eine abgekürzte Therapie")

Das bedeutet für den Laien übersetzt: Die von *Dr. Schüßler* und seinen Schülern entdeckten Mineralien werden benötigt, um das Körpersystem (Organe, Gewebe etc.) aufzubauen, sie sind also Baumaterialien für den irdischen Körper. Da der Körper aus Mineralien (er stammt aus dem Erdreich) aufgebaut wird, benötigt er auch Mineralien, um zu funktionieren.

Dr. Schüßler nutzte die Mineralien darüber hinaus als Funktionsmittel, das heißt als therapeutische Mittel, um die Funktionen des Körpers, die bei Krankheit entgleist sind, zu verbessern, so dass der Körper in der Lage ist, sich selbst zu kurieren.

Der Mensch nimmt Mineralien aus der Nahrung auf. Durch psychische und körperliche Fehlhaltungen, Fehlernährung, Elektrosmog, Umweltgifte und zahlreiche andere, zum Teil heute noch unbekannte Faktoren gerät der Mineralien-Haushalt aus den Fugen, der Mensch wird krank. Konnte der Mensch sich in früheren Zeiten noch mineralien- und vitaminreiches Obst und Gemüse zuführen, was sich günstig auf den Mineralienhaushalt auswirkte, so ist die heute vom Menschen überzüchtete, totgekochte oder gar genetisch veränderte Nahrung mit Vitamin- und Mineralienmangel eine Quelle der Erkrankung. Fast Food und industrielle Nahrungsprodukte leisten ebenfalls ihren Beitrag zur Erkrankung der Menschheit.

„Mineralien sind die Baumaterialien und die Funktionsmittel der Gewebe ... Wendet man sie als Funktionsmittel an, so müssen sie in kleinen Gaben verabreicht werden." (Dr. Schüßler)

Nur die Einsicht in Aufbau und Funktion des Körpers und die ehrliche Reflexion über den eigenen, oftmals krank machenden Lebensstil ermöglicht es dem Patienten, die für sich richtige, gesunde Lebensweise zu erkennen und sein Leben, so er gesunden will, zu ändern.

Im Kapitel über Ernährung werden Hinweise auf eine naturnahe, für den Körper geeignete Lebensweise gegeben. Diese Lebensweise verbessert bereits den Mineralienhaushalt des Körpers, so dass die Schüßler-Salze in kleinen Gaben als Funktionsmittel wirken können.

Bei gravierendem Mineralienmangel hilft häufig die Kombination grober Mineralien, wie z.B. Neukönigsförder Mineraltabletten, in Verbindung mit hochdosierten Gaben der benötigten (verdünnten) Schüßler-Salze. Grobe Mineralien (d.h. große Mengen von Mineralien) in Verbindung mit verdünnten Gaben (z.B. Schüßler-Salze) können die Regeneration fördern.

Welche Mineralien für die verschiedenen Augenprobleme geeignet sind, können Sie den folgenden Tabellen auf den nächsten Seiten entnehmen.

Anwendung (generell)

Es werden dreimal täglich 3 bis 5 Tabletten eingenommen, am besten von jedem der genannten Salze. Bei besonders starken Beschwerden am ersten Tag kann Schüßler-Salz № 8, Natrium chloratum, sogar noch häufiger eingenommen werden, z.B. alle fünf Minuten eine Tablette.

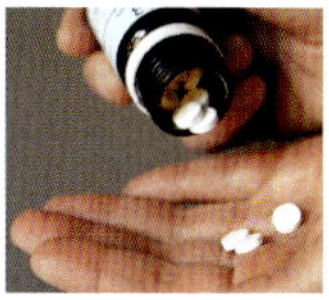

Tabelle 4
Biomineralien nach Dr. Schüßler bei GLAUKOM (Grüner Star)

N°*	Bezeichnung	Hauptfunktionen	Entsprechung
4	**Kalium chloratum D 6**	Drüsenbetriebsstoff, Entgiftung, Aufbau von Bindegewebe und Faserstoff	Drüsen Blutviskosität
5	**Kalium phosphoricum D 6**	Energie, Gewebe-aufbau	Milz, Nerven, Muskeln
7	**Magnesium phosphoricum D 6**	Enzymaktivierung, Entspannung	Herz, Darm
8	**Natrium chloratum D 6**	Entgiftung, Flüssigkeitsregulierung	Augen, Nieren, Blut
10	**Natrium sulfuricum D 6**	Entschlackung, Abtransport	Leber, Galle
11	**Silicea D 12**	Festigkeit fürs Bindegewebe	Bindegewebe einschl. Blut
21	**Zincum chloratum D 12**	Schwermetallentgiftung, Immunschutz	Nerven, Leber, Nieren

*Schüßler-Salze sind unter entsprechender Nummerierung gelistet.

Tabelle 5
Biomineralien nach Dr. Schüßler bei KATARAKT (Grauer Star)

N°*	Bezeichnung	Hauptfunktionen	Entsprechung
1	**Calcium fluoratum D 12**	Elastizität, Spannung, Form	Bindegewebe, Aderwände
4	**Kalium chloratum D 6**	Drüsenbetriebsstoff, Entgiftung, Aufbau von Bindegewebe und Faserstoff	Drüsen, Blutviskosität
8	**Natrium chloratum D 6**	Entgiftung, Flüssigkeitsregulierung	Augen, Nieren, Blut
9	**Natrium phosphoricum D 6**	Entsäuerung, Zuckerabbau	Lymphe, Gewebe
11	**Silicea D 12**	Festigkeit fürs Bindegewebe	Bindegewebe einschl. Blut
19	**Cuprum arsenicosum D 12**	Schwermetallentgiftung, antioxidative Wirkung	Darm, Blut, Schilddrüse
21	**Zincum chloratum D 12**	Schwermetallentgiftung, Immunschutz	Nerven, Leber, Nieren
26	**Selenium D 12**	Antioxidativer Schutz, Schwermetallentgiftung	Leber

*Schüßler-Salze sind unter entsprechender Nummerierung gelistet.

Tabelle 6
Biomineralien nach Dr. Schüßler bei TROCKENEN AUGEN

N°*	Bezeichnung	Hauptfunktionen	Entsprechung
3	**Ferrum phosphoricum D 12**	Sauerstofftransport	Blut, Gefäße, Darm
6	**Kalium sulfuricum D 6**	Abbau, Sauerstoff-übertragung Atmungskette	Leber, Haut, Schleimhäute
8	**Natrium chloratum D 6**	Entgiftung, Flüssigkeits-regulierung	Augen, Nieren, Blut
9	**Natrium phosphoricum D 6**	Entsäuerung, Zuckerabbau	Lymphe, Gewebe
11	**Silicea D 12**	Festigkeit fürs Bindegewebe	Bindegewebe einschließlich Blut
12	**Calcium sulfuricum D 6**	Durchlässigkeit des Gewebes	Leber, Galle, Bindegewebe

*Schüßler-Salze sind unter entsprechender Nummerierung gelistet.

Eine zeitgleiche Umstellung auf naturnahe Ernährung ist dabei hilfreich, die Sehstörungen in den Griff zu bekommen oder zu stabilisieren.

Ich halte eine gute Mineralisierung des Patienten für so wichtig, dass ich Patienten anfangs eine von der allgemeinen Literatur abweichende Dosierung empfehle, die später reduziert werden kann. Bei allen D6-Mitteln empfehle ich meinen Patienten, dreimal täglich drei bis fünf Tabletten unter der Zunge zergehen zu lassen, bei allen D12-Mitteln dreimal täglich eine Tablette.

Für Diabetiker möchte ich darauf hinweisen, dass es die biochemischen Mittel nicht nur als Tabletten mit Zucker, sondern auch als Tropfen gibt. Ein Tropfen entspricht einer Tablette. Dabei können alle Mineralien in ein Schnapsglas mit Wasser getropft werden; dann langsam trinken und jeden Schluck gut „durchkauen“.

Und noch ein bisschen „Chemie“

THOMAS FEICHTINGER ET.AL. **Handbuch der Biochemie nach Dr. Schüßler**, Haug Verlag, 3 Auflage 2003

GRÄFIN ANGELIA WOLFFSKEEL VON REICHENBERG, **Die 12 Salze des Lebens,** 8. akt. Auflage 2019, Klappenbroschur mit beiliegendem A2-Plakat

Farbtherapie in der naturheilkundlichen Augentherapie

Bereits in den frühen Hochkulturen wurden Farben als natürliche Heilquellen genutzt. Kranke wurden in spezielle Farbgewänder gehüllt und mit hellen lichten Farben bestrahlt. Der Kranke musste seine Ernährung der Krankheit anpassen. Das heißt, er durfte nur die Lebensmittel zu sich nehmen, die den entsprechenden Mangel beseitigten.

Die Wirkung der Farbschwingungen half jedoch nicht nur bei körperlichen Krankheiten. Vielmehr wurden Farben auch bei psychischen Missbefindlichkeiten wie Depressionen erfolgreich eingesetzt. Der Patient wurde ermutigt, über seine Krankheit nachzudenken und die eigentlichen Ursachen, wie negative Gedanken, auszumerzen.

Leider geriet die Farbtherapie mit Zunahme des so genannten wissenschaftlichen Verstandes langsam in Vergessenheit. Selbst *Goethe* gelang es mit seiner Farbenlehre nicht, die Farbtherapie wieder gesellschaftsfähig zu machen.

Erst im letzten Jahrhundert wurde die medizinische und psychologische Wirkung der Farben von Außenseitern wie *Steiner* untersucht. Aber bis die Chromotherapie (Farbtherapie) auch in der Naturheilkunde ihren angemessenen Platz fand, vergingen Jahre.

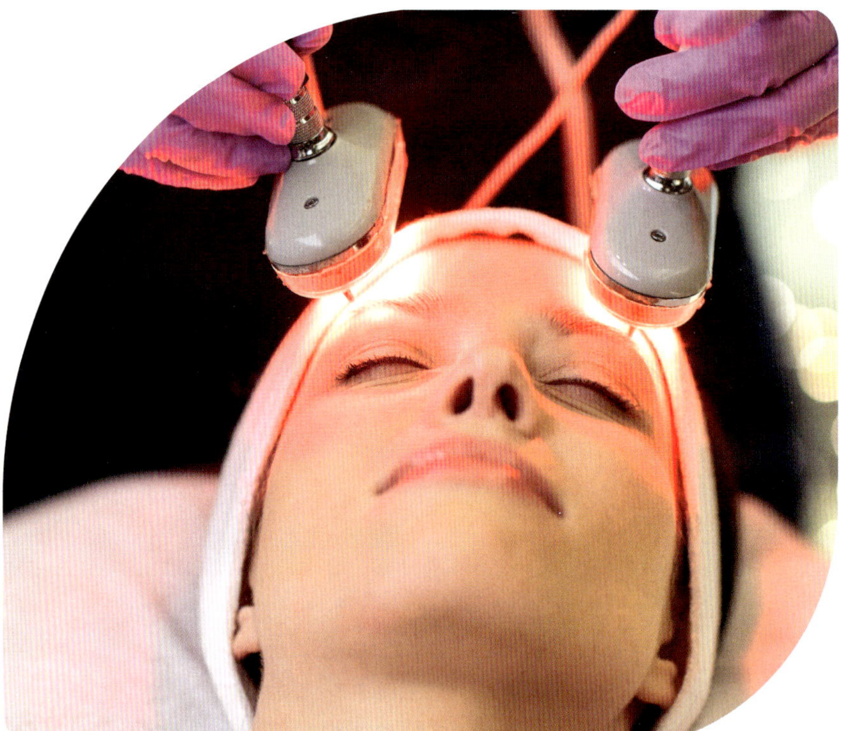

Abb. 20
Die Augen reagieren aufgrund ihrer Anatomie besonders auf licht- und farbtherapeutische Anwendungen.

Der Arzt *Dr. Ernst Möller* widmete sich in seiner Forschung und Praxis der Wiederverbreitung der Farbheilkunde. Er nutzte die Wirkung der Farben zur Linderung und Heilung akuter und chronischer Erkrankungen sowie psychischer Missbefindlichkeiten. *Dr. Möller* entwickelte eine preiswerte Farbheillampe, mit der sich die Patienten jederzeit selbst bestrahlen können. Heute verkaufen Medizingerätehersteller meist völlig überteuerte computergestützte Farblampen, die zwischen 2.000 und 8.000 Euro kosten können. Die Firma Medicolor, jetzt Vitacolor, richtet sich bei der Herstellung der Farbheillampen streng nach den Forderungen *Dr. Möllers*. Dort können Sie sehr preiswert die Lampen und Farbfilter erwerben, mit denen schon *Dr. Möller* arbeitete. Die Lampen kosten dort je nach Ausführung zwischen 250 und 400 Euro und lassen sich bei vielen Krankheitssymptomen erfolgreich einsetzen.

Die Wahl der Farben hängt vom jeweiligen Bedarf ab. So bestrahlen manche Zahnärzte ihre Patienten vor Eingriffen intensiv mit blauem Licht. Die Erfahrung zeigt, dass die Behandlung weniger schmerzhaft ist und weniger Entzündungen oder Blutungen verursacht.

Es werden tonische (heiße, öffnende) und atonische (kalte, zusammenziehende) Farben unterschieden. Zu den tonischen Farben gehören Rot, Orange, Gelb. Diese Farben erweitern die Blutgefäße. Zu den atonischen Farben gehören Blau, Indigo, Violett. Diese Farben ziehen Gefäße zusammen. Grün zählt zu den neutralen Farben.

Ist ein Organ entzündet oder geschwollen (heiß, tonisch), dann wird eine neutrale oder tonische Farbe eingesetzt. Ist ein Organ schwach durchblutet (kalt, atonisch), dann wird zur Behandlung eine tonische Farbe verwendet.

In der naturheilkundlichen Behandlung von Augenkrankheiten haben sich bei vielen Störungen Farbbestrahlungen mit grün-gelbem Licht bewährt. Der Abstand zur Heillampe beträgt 40–60 cm. Es kommt dabei nicht auf die Wärme der Lampe an, sondern auf die richtige Farbschwingung.

Farben spielen vor allem in der ayurvedischen, chinesischen und tibetischen Medizin eine große Rolle, siehe Chakren-Lehre.

Bestrahlungsempfehlungen

- Bestrahlen Sie die Augen bei grauem Star (Katarakt) zweimal täglich rot für 15 Minuten und zweimal lichtgrün für 20 Minuten.
- Wenn Sie lichtempfindlich sind, schauen Sie bitte nicht in die Lampe, sondern an der Lampe vorbei. Die Lampe kann auch beim Lesen oder Arbeiten am PC so aufgestellt werden, dass sie die Augen seitlich bestrahlt.
- Bei grünem Star (Glaukom) bestrahlen Sie die Augen mindestens zweimal täglich lichtgrün (grüner und gelber Filter werden gleichzeitig eingesetzt) für 30 Minuten.
- Liegt bei trockenen Augen gleichzeitig eine Bindehautentzündung vor, bestrahlen Sie die Augen zweimal täglich lichtgrün und zweimal täglich blau für jeweils 10 Minuten.

Nachdem Glühbirnen aufgrund neuer gesetzlicher Vorlagen so gut wie vollkommen vom Markt verschwunden sind, ist es leider jetzt nicht mehr möglich die Originallampen nach *Dr. Möller* zu beziehen. Eigentümer, die bisher mit diesen Lampen arbeiten, sollten diese hüten wie einen Schatz, denn die Folien sind auf den Einsatz von 100 Watt Reflektorglühbirnen kalibriert. Wenn eine Glühbirne im Laufe der Jahre versagt und keine Ersatzbirne vorhanden ist, wird die Lampe leider wertlos. Selbst im Internet kann man heute fast nirgendwo mehr Ersatzglühbirnen finden.

Diese unerfreuliche Tatsache machte es notwendig für die Leser Alternativen zu suchen. Diese sind jedoch allesamt leider teurer als die Lampen nach *Möller*.

Ein sehr gutes Lichttherapiegerät für den Hausgebrauch ist das BioptronAll. Zu diesem Gerät können die passenden Lichtfilter aus buntem Glas geliefert werden. Die Kosten beginnen meist ab 900 EUR, inkl. Stativ. Bei ebay kann man jedoch oftmals gebrauchte Geräte preiswert erwerben. Beim Kauf sollte man darauf achten, dass die Farbfilter mitgeliefert werden, da Ihnen das Gerät sonst nichts nützt.

Die Bestrahlungszeiten mit diesem Gerät weichen von oben genannten Zeiten ab. Es reicht, die oben gegebenen Bestrahlungsempfehlungen auf jeweils 10 Minuten je Einheit zu reduzieren.

Sehr effektiv für die Behandlung von Sehstörungen ist auch das Photon Wave-Farblichtgerät. Dieses hat sich bewährt bei der Behandlung von Gesichtsfeldeinschränkungen und ist insofern für diejenigen Leser von Interesse, die z.B. bei fortgeschrittenem Glaukom bereits an Ausfällen leiden. Leider sind die Kosten für dieses Gerät mit etwa 4.800 EUR so immens, dass sie für den Privatgebrauch undenkbar scheinen.

Mehr Licht

MARIO CAMPANA, **Heilung durch Licht und Farben,** MediColor Verlag, 2000

ALEXANDER WUNSCH u.a., **Lichttherapie – Die Medizin der Zukunft**, 1. Auflage 2016, vianova Verlag, Petersberg

Ernährung

Aus Sicht der Naturheilkunde entstehen viele ernsthafte Augenerkrankungen auf Grundlage von Organen, die in ihrer Funktion eingeschränkt sind. Diese Funktionsstörungen führen in der Folge zu Ablagerungen von Stoffwechselprodukten in verschiedenen Augenabschnitten.

So ist heute fast jedem bekannt, dass sich die Augen gelb färben, wenn die Leber entzündet ist. Dieses besondere Beispiel zeigt, dass ein direkter Zusammenhang des Organs Leber mit den Augen bestehen muss.

Ernährung folgt dem Input-Output-Prinzip: „Du bist, was du isst!“

Der Zusammenhang innerer Organe mit der Entstehung von Augenkrankheiten wird in der traditionellen chinesischen Medizin (TCM) besonders stark betont. So wird darauf hingewiesen, dass z.B. die feuchte Makuladegeneration auf Grundlage einer Milz- und Nierenschwäche entstehen kann. Die trockene Form der Makuladegeneration kann aus Sicht der TCM dagegen auf Grundlage einer Funktionsstörung der Organe Leber und Milz gedeihen.

Die klassische Gesichts- und Zungendiagnostik hat in der Naturheilpraxis diese Funktionsstörungen bei verschiedenen Augenerkrankungen bestätigt. Hier ist es wichtig, dem Patienten die Zusammenhänge zwischen Organen und Augen klarzumachen und ihn zu einer gesunden Lebensweise zu ermutigen.

Eine gesunde Lebensweise fordert auch eine gesunde Ernährung. Was wir essen, gelangt bis in das Innere unserer Zellen und beeinflusst die Zellfunktionen. Schon der Begründer der Homöopathie,

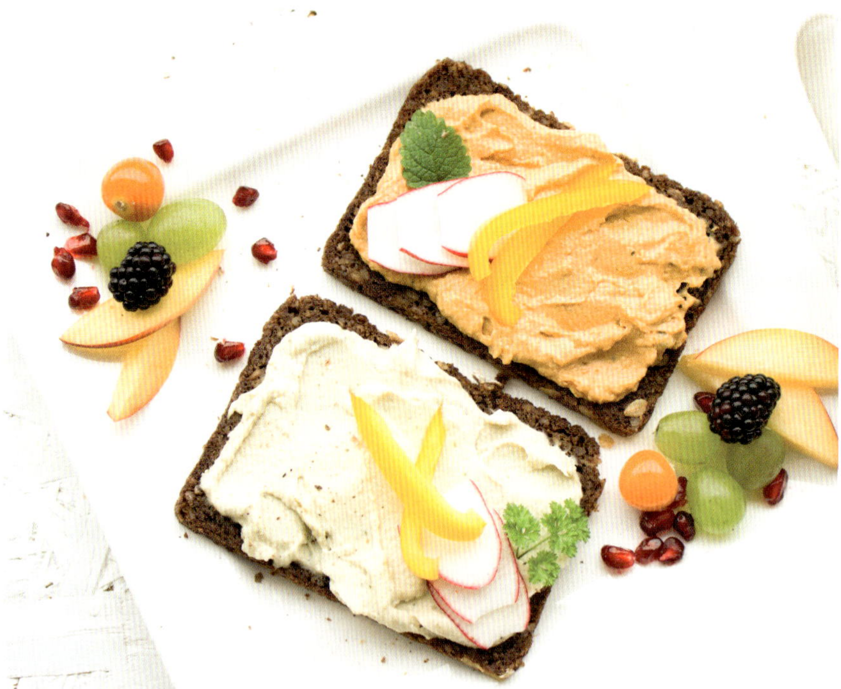

Abb. 21 Biologisch und möglichst naturbelassenes Essen ist die Zauberformel für ein langes und gesundes Leben.

Samuel *Hahnemann*, erkannte, dass viele sogenannte chronische Krankheiten im eigentlichen Sinne keine Erkrankung darstellen, sondern Folge einer ungesunden Lebensweise sind. Dazu zählen laut *Hahnemanns* Organon № 6 § 77 schädliche Getränke und Nahrungsmittel, Ausschweifungen, die die Gesundheit untergraben, feuchte Räume, mangelnde Bewegung, Mangel an frischer Luft, aber auch übermäßige Anstrengung des Körpers und des Geistes! Wer denkt dabei nicht an unsere Kinder, die heute in den Schulen bereits stark gefordert sind, ständigem Stress durch Konkurrenzkampf ausgesetzt sind und in stiller Sitzhaltung zu unnatürlicher, stundenlanger Konzentration genötigt werden. Stellen Sie sich so eine gesunde, glückliche Kindheit vor?

Anders als zu *Hahnemanns* Zeiten ist heute die Wirkung der Ernährung und der richtigen Lebensführung auf den Körper wissenschaftlich nachgewiesen, weshalb es unverständlich scheint, dass unsere modernen Ärzte und Therapeuten ihre Patienten nicht auf die Wichtigkeit einer vernunftgemäßen Lebensführung hinweisen. Der viel gelobte gesunde Menschenverstand ist auch in unserer Zeit noch so unterentwickelt, dass die Menschen die einfachen Gesetze eines gesunden Lebens – sprich eines natürlichen Lebens – nicht mehr erkennen können oder aus Sucht auf Luxusgüter nicht mehr erkennen und leben wollen.

Der im Kapitel über Glaukom erwähnte Patient, der lieber blind wird, als auf ein Schnitzel zu verzichten, steht stellvertretend für einen Menschentyp, der seine Hoffnung lieber auf die Weiterentwicklung der medizinischen Wissenschaft setzt, um weiter einem schädlichen Lebensstil zu frönen, statt die krank machenden Ursachen in der ei-

Die wichtigste Regel für eine gesunde Ernährung:

- Meide tierische Eiweiße und Säuren sowie unnatürliche Nahrungsmittel. Dann kann der Körper die abgelagerten Stoffe wieder abtransportieren und die Zellen können sich regenerieren.

genen Lebensführung selbst zu beheben. Warum eigentlich soll einem Patienten, der an einer chronischen Verdauungsstörung leidet, weil er ständig fetthaltiges Junk-Food isst, auf Kosten der Allgemeinheit ein Medikament verschrieben werden, das er jahrelang einnehmen muss, wenn das Problem kostenlos mit einer Umstellung der Ernährung und einer naturgemäßen Lebensweise gelöst werden könnte?

Ungesunde Nahrung hat also eine ungesunde Wirkung auf die Zellfunktionen und schädigt im Laufe der Jahre den Körper. In der Folge entwickeln sich degenerative Veränderungen wie Bluthochdruck oder Diabetes Typ II. Wie die falsche Ernährung zu den verschiedensten Störungen führt, habe ich bereits ausführlich in meinem Buch über Makuladegeneration und diabetische Retinopathie dargelegt. Jetzt ist es wichtig, aus diesen naturheilkundlichen Erkenntnissen auch die richtigen Konsequenzen zu ziehen. Nur eine konsequente Einhaltung der natürlichen Ernährung kann selbst in schwersten Fällen noch die Wende bringen.

Gesunde Ernährung bringt Vitamine und Mineralien in die Zellen sowie zehntausende von natürlichen Zusatzstoffen, die die Zellen regenerieren und die Zellfunktion unterstützen.

Bei schweren Augenerkrankungen wie Glaukom ist eine ungesunde Ernährung schlichtweg unheilvoll für die Augen. Ich bin im Laufe der Zeit vielen Patienten begegnet, bei denen nach einer Ernährungsumstellung der Augeninnendruck von ganz allein gesunken ist. Manch einer konnte bereits nach drei Monaten auf Medikamente verzichten.

Machen Sie es diesen Patienten doch nach, statt sich mit starken Medikamenten auf Dauer krank machen zu lassen!

Im Folgenden möchte ich Ihnen auf Grundlage dieser Erkenntnis die Nahrungsmittel und Gewohnheiten nennen, welche unbedingt vermieden werden sollten:

Mit einer einfachen Ernährungsumstellung können Sie Ihre Gesundheit selbst in die Hand nehmen!

Alle tierischen Eiweisse meiden

- Fleisch und alle Fleischprodukte (Wurst, Schinken, Pasteten etc.)

- Fisch
- Eier und Eierspeisen wie Kuchen, Eiernudeln etc.
- Milch- und alle Milchprodukte einschließlich
- Käse, Joghurt, Quark, Eiscreme etc.

Industrielle Produkte meiden

- Alle Formen von Fastfood
- Zucker und Zuckerersatzprodukte
- Fertigprodukte, die zu Hause nur aufgewärmt werden müssen
- Tiefkühlkost aller Art
- Alle Omega-6-haltigen Öle wie Sonnenblumenöl

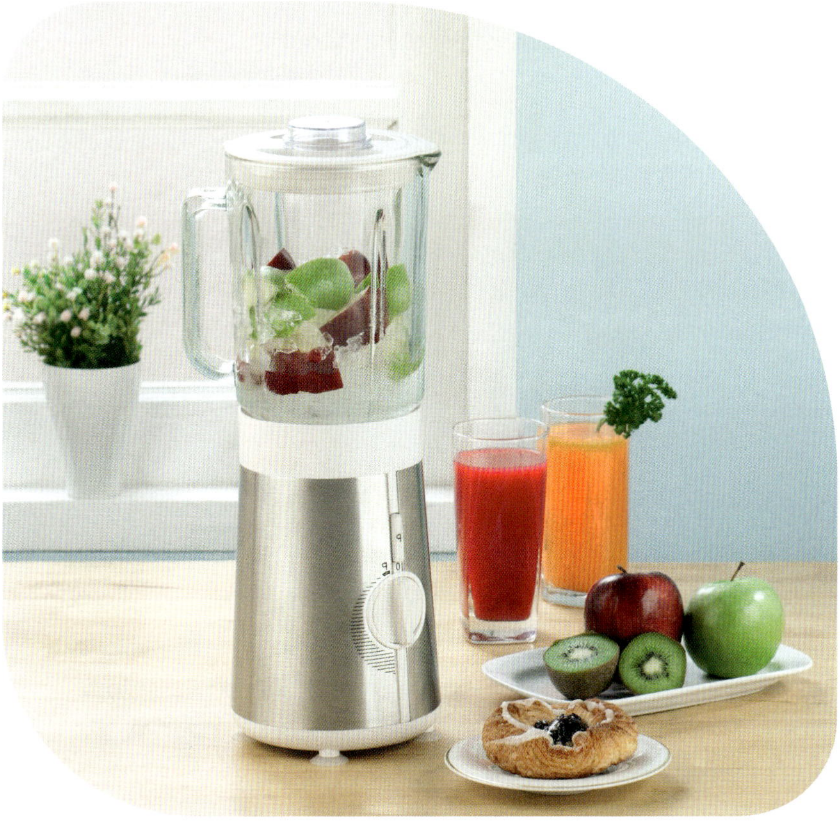

Abb. 22
Smoothies sind nicht nur im Trend, sondern sind auch gesundheitlich wertvoll.

(fördern Entzündungen im Körper)

- Industrielle Getränke wie Limonaden, Cola-Getränke, Schorlen

Säuren und schlechte Gewohnheiten meiden

- Kaffee, Schwarzer und grüner Tee
- Alkohol (beeinträchtigt die Steuerung der Sehrinde im Gehirn)
- Mikrowellenkost (Dunkelfeldmikroskopie zeigt nach Mikrowellenkost sofortige Verschlechterungen des Blutes)
- Nikotin (wirkt gefäßverengend, gefährdet die Sauerstoffversorgung in den kleinsten Gefäßen des Körpers, führt zu Durchblutungsstörungen)
- Unfrieden, Stress, Disharmonie, Streit

Abb. 23
Ghee, das am besten zu Vollmond zubereitet wird, eignet sich vorzüglich zum Anbraten und Garen von Gemüse und Tofu.

Bevor Sie jetzt murren, dass ja gar nichts mehr erlaubt ist, kommt hier die erfreuliche Liste an echten Lebensmitteln sowie hilfreichen Gewohnheiten, die Sie gesunden lassen und Ihr Leben verschönern können.

Das können und sollten Sie essen

- Vormittags bis zum frühen Nachmittag Obst essen! Viel Obst, frisches Obst. Vor allen Dingen Obst der Saison! Nur Obst der Saison verfügt noch über eine ausreichende Menge an Vitaminen.
- Nachmittags sind Salate und verschiedene bunte Gemüse ein absolutes Muss für alle Patienten. Achten Sie bei der Wahl der Salate darauf, dass die Salatsorten abwechseln. Bei guten Marktständen gibt es häufig fertige Mischungen mit bis zu 7 verschiedenen Salatsorten. Nutzen Sie solche Mischungen oder lassen Sie sich von Ihrem Händler verschiedene Salatblätter mischen.
- Gemüse jeder Art, roh, gedünstet, als Suppe, gekocht, gegrillt.
- Kartoffel-, Reis- und Nudelgerichte (keine Eiernudeln).
- Getreide aller Art (Brot, Müsli).
- Pilze
- Hülsenfrüchte (Linsen, Bohnen, Erbsen)
- Butter und Sahne (darin sind keine tierischen Eiweiße enthalten, deswegen sind Butter und Sahne in Ordnung).
- Wechselnde Sorten Kräutertee (niemals eine einzelne Sorte länger als drei Monate trinken!) oder Kräutertee-Mischungen (wie 7 mal 7 Kräutertee von Jentschura).
- Frisch gepresste Frucht- und Gemüsesäfte mit einem Entsafter durchgeführt. Es ist nutzlos für Ihre Gesundheit, wenn Sie Säfte kaufen. Durch die vorgeschriebenen Verarbeitungsprozesse zur Haltbarmachung ist die

Qualität der Säfte meist minderwertig. Entsafter sind in verschiedenen Preisklassen in Kaufhäusern erhältlich. Hier gilt allerdings, je teurer der Entsafter, desto besser ist in der Regel die Saftqualität.

Entsaften Sie täglich mindestens einmal. Vier Saft-Rezepte, die der Ernährungswissenschaftler *Dr. Norman Walker* bei Augenkrankheiten empfahl:

- 500 g Karotten entsaften
- 300 g Karotten, 200 g Spinat
- 250 g Karotten, 150 g Sellerie, 50 g Endivie (Eskarol) 50 g Petersilie
- 300 g Karotten, 100 g Rote Beete, 100 g Gurken

Diese Angaben müssen nicht auf das Gramm genau eingehalten werden. Viele weitere Rezepte und dazugehörige Erläuterungen finden Sie in dem Buch „Frische Frucht- und Gemüsesäfte" von *Dr. Norman Walker*. Dieser Mann wurde übrigens mit Hilfe reiner Rohkost und frischer Säfte 115 Jahre alt und hat alle Spötter überlebt. Er empfahl seinen Patienten zusätzlich zur Rohkost mit Säften regelmäßige Darmeinläufe zur Entgiftung des Darmes. Sein Erfolg bei Patienten gab ihm Recht.

Halten Sie obige Regeln ein, dann ernähren Sie sich vegan, d.h. ohne tierische Eiweiße. Noch gesünder ist allerdings die reine Rohkost, wie sie *Dr. Norman Walker* vorlebte.

Leider scheitert die Kostumstellung trotz ihrer Notwendigkeit in vielen Fällen an den jahrzehntelangen Gewohnheiten der Menschen. Viele Patienten berichten mir immer wieder, dass sie die alte (schlechte) Kost beibehalten, weil dies einfacher ist oder weil andere für sie kochen. Manchen hätten gerne vollständige Rezepte, um sich keine eigenen Gedanken machen zu müssen.

Natürlich wirkt die Naturheilkunde auch bei Menschen, die die Kost nicht umstellen. Dann muss der Patient aber im schlimmsten Fall ein Leben lang immer wieder therapiert werden. Mit der einfachen Ernährungsumstellung nimmt der Patient jedoch seine Gesundheit selber in die Hand. Der Blutzucker sinkt, die Gefäße werden frei, Bluthochdruck kann sich stabilisieren. Schon nach wenigen Wochen dieser Ernährung hat sich bei vielen Patienten das Blutbild messbar verbessert. Das zeigt, wie wichtig die natürliche Ernährung für die Gesundung des Menschen ist.

LECKERBISSEN

CHRISTIAN OPITZ, **Befreite Ernährung**
2. Auflage 2010, Hans Nitsch-Verlag, Emmendingen

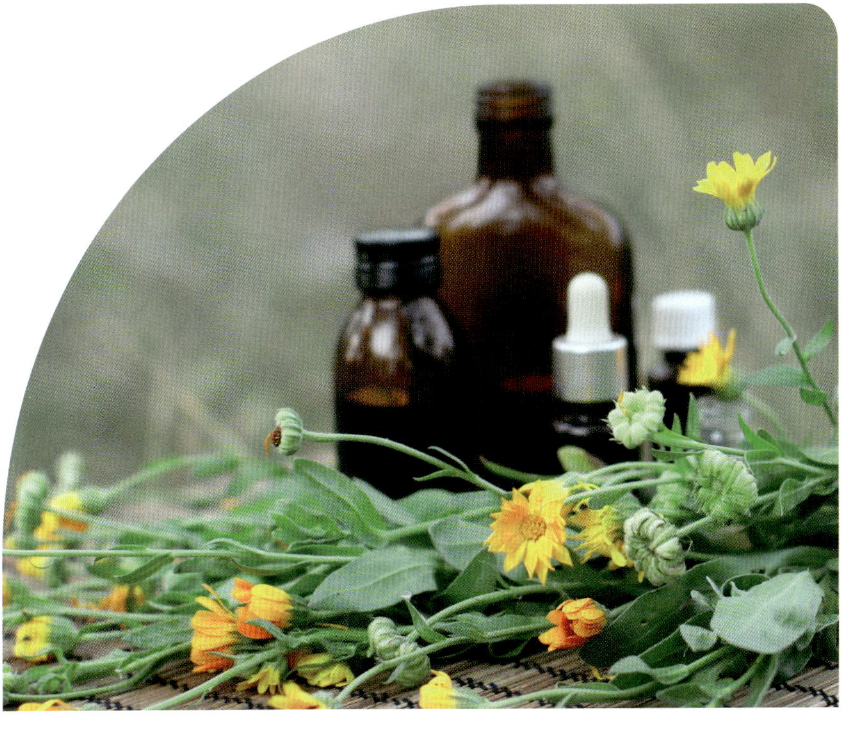

Abb. 24 Gegen jede Krankheit ist ein Kraut gewachsen.

Ghee-Anwendung bei trockenen Augen

Ghee (gesprochen Gii) ist eine fettig-ölige Substanz, die aus Butter gewonnen wird. Ghee wird in der indischen Medizin traditionell bei trockenen Augen erfolgreich eingesetzt. An der Universität Graz wurde die Wirksamkeit der Ghee-Therapie beim Sicca-Syndrom wissenschaftlich bewiesen.

Sie können dabei wie folgt vorgehen: Besorgen Sie sich in der Apotheke eine Augenbadewanne und füllen Sie Ghee in dieses Behältnis ein. Es gibt vorgefertigte ayurvedische Ghee-Augenbäder, die Sie dazu benutzen können. Anschließend setzen Sie das Behältnis am Auge an und lassen die Flüssigkeit etwa 10 Minuten am Auge einwirken.

Diese Eigentherapie können Sie ein- bis zweimal wöchentlich selber zu Hause durchführen. Studienteilnehmer aus Graz haben im Durchschnitt nach der dritten Behandlung bereits von einer wesentlichen Verbesserung der Beschwerden berichtet.

Dieses Verfahren ist meines Erachtens als erste Maßnahme geeignet, um die Beschwerden zügigst zu lindern. Da jedoch die Ursache der trockenen Augen damit nicht behandelt wird, sollte zusätzlich mit anderen Therapieverfahren gearbeitet werden, um den Körper wieder in Balance zu bringen.

Phytotherapie

Phytotherapie ist die Kunst der Teemischung zu Heilzwecken. Die Tees sind in Apotheken preiswert zu haben. Wer sich mit den Sorten gut auskennt, kann die Teesorten auch selber im Garten anbauen. Tees aus Drogerie- oder Supermärkten sollten nicht verwendet werden, da nur beim Tee aus der Apotheke gewährleistet ist, dass auch wirklich die medizinisch wirksamen Bestandteile verwertet wurden.

Bei trockenen, aber trotzdem stark tränenden Augen, bewähren sich je nach Symptomatik folgende Maßnahmen:

Bei stark tränenden Augen

Man nimmt einen gehäuften Teelöffel Schafgarbe auf ¼ Liter Wasser. Langsam trinken, jeden Schluck gut durchkauen. Auch Kamillenumschläge haben sich bewährt. Dazu wird ¼ Liter Milch gekocht und anschließend über einen gehäuften Esslöffel Kamille gegossen. Kurz ziehen lassen, abseihen und als Umschläge auf die geschlossenen Augenlider legen. Die Augen unbedingt geschlossen halten, da sonst die Befeuchtung der Hornhaut später zu einer weiteren Austrocknung der Augenoberfläche führen kann.

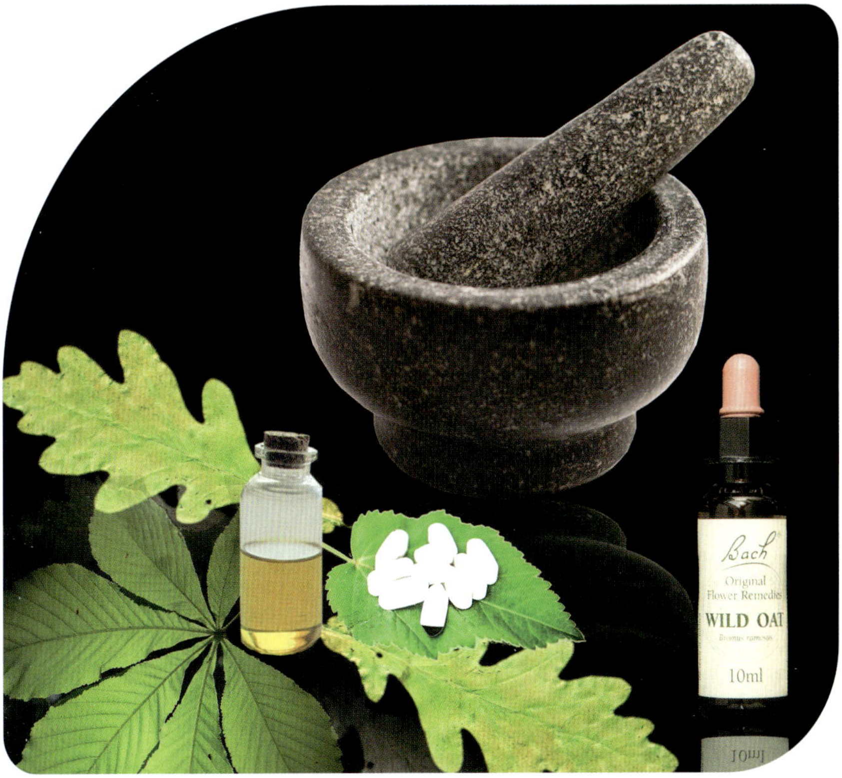

Abb. 25
Die Phytotherapie kann sich auf nebenwirkungsfreiere Heilmittel berufen.

Liegen chronische Bindehautentzündungen vor ...

wird empfohlen, täglich eine Tasse Euphrasia-Tee zu trinken. Ein gehäufter TL auf ¼ Liter Wasser ist ausreichend.

Man kann sich auch in der Apotheke Rezepturen mischen lassen. Folgende Rezepte haben sich bei Phytotherapeuten bewährt (Angaben in Gramm).

Bei Tränenfluss mit Lichtempfindlichkeit

Euphrasia herb.	30,0 g
Salvia fol.	30,0 g
Melissae fol.	20,0 g
Foeniculi fruct.	20,0 g

Es werden zwei gehäufte Teelöffel mit ¼ Liter heißem Wasser übergossen. 10 Minuten ziehen lassen und über den Tag verteilt drei Tassen trinken.

Bei Juckreiz, Brennen, Trockenheitsgefühl und Lichtempfindlichkeit

Euphrasia herb.	30,0 g
Millefolii herb.	20,0 g
Foeniculi fruct.	20,0 g
Anisi fruct.	15,0 g
Malvae fol.	15,0 g

Es werden zwei gehäufte Teelöffel mit ¼ Liter heißem Wasser übergossen. 10 Minuten ziehen lassen und über den Tag verteilt drei Tassen trinken.

Die Mazerate wirken sowohl im körperlichen Bereich als auch im seelisch geistigen und sind oftmals in der Lage, sanfte Korrekturen einzuleiten.

Die beiden obigen Rezepte stammen aus dem Buch **Die erfolgreiche Teemischung** von PETER A. ZIZMANN.

Gemmotherapie

Vor wenigen Jahren stieß ich durch einen Artikel in der Zeitschrift Wege zur Gesundheit auf einen kurzen Artikel zu einer mir bis dahin völlig unbekannten Therapieform aus Belgien, der Gemmotherapie.

Das lateinische Wort Gemma bedeutet Knospe und unter Gemmotherapie versteht man folglich Knospentherapie, eine erstmals 1959 von seinem Entwickler, dem belgischen Arzt *Dr. med. Pol Henry*, veröffentlichte Form der Phytotherapie (Pflanzentherapie). Dieser ging davon aus, dass im Embryonalgewebe von Pflanzen alle genetischen Informationen vorhanden sind und dass deswegen die höchste Heilkraft der Pflanzen in diesem Gewebe, d.h. dem Knospengewebe, aber teilweise auch in jungen Trieben und Wurzelspitzen ruht. Die Kraft dieser Pflanzengewebe zeigt sich in unbändiger Schönheit und Vitalität, wenn im frühen Frühjahr die Pflanzen beginnen auszuschlagen. Hier manifestiert sich die unbeschreibliche Wachstumsenergie der Pflanzen, das Potential zu heilen und zu erblühen. Und hier liegt die größte Kraft für die Herstellung der Pflanzentherapeutika verborgen.

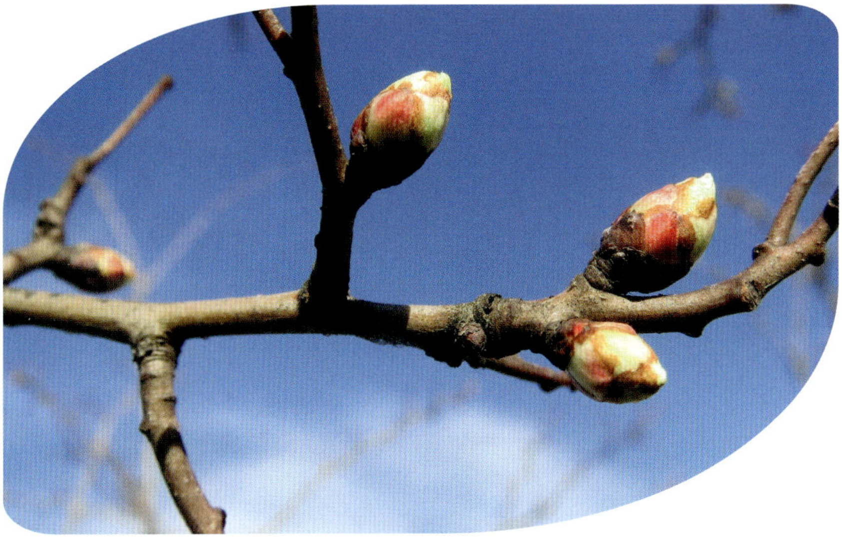

Abb. 26
In einer Knospe (Gemma) oder einem Samen steckt der ganze Bauplan einer Pflanze. Die Gemmotherapie nutzt gezielt die Heilinformation einer bestimmten Pflanze. Foto: Knospe des Weißdorns.

Zu dieser Zeit werden die für die Herstellung der Heilmittel notwendigen Pflanzenbestandteile eingesammelt, vorsichtig gereinigt und über Wochen in einem Gemisch aus Ethanol und Glyzerin mazeriert, d.h. eingeweicht. Daher leitet sich der Begriff Gemmo Mazerat ab, was so viel bedeutet wie eingeweichte Knospen.

In diesem Prozess lösen sich die heilkräftigen Bestandteile der verwendeten Pflanzenteile in der Lösung auf. Diese Urtinktur wird dann auf ein Zehntel verdünnt, so dass Nebenwirkungen der Mazerate so gut wie ausgeschlossen sind.

Die Mazerate wirken sowohl im körperlichen Bereich als auch im seelisch geistigen und sind oftmals in der Lage, sanfte Korrekturen einzuleiten, die häufig fast unbemerkt vonstattengehen. Viele Patientinnen/Patienten, denen ich Mazerate empfahl, berichteten von erstaunlichen Verbesserungen ihrer Gesundheit, einer Zunahme ihrer Vitalität aber auch einer deutlichen Verbesserung des psychischen Wohlbefindens. So berichtete mir erst kürzlich eine Patientin, die wegen einer juvenilen Makuladegeneration bei mir in Behandlung war, nach nur zweiwöchiger Einnahme des Gemmo Mazerates Silberlinde (Tilia tomentosa) von einer so deutlichen Verbesserung ihres psychischen Befindens, dass sie wieder Ziele im Leben hat und wieder ihr Leben genießen kann, nachdem sie zuvor wegen ihrer Krankheit durch dunkle Zeiten schreiten musste und völlig verzweifelt war.

Andere Patienten berichteten von Verbesserungen im Bewegungsapparat, Schmerzreduzierung, zunehmender Vitalität, mehrere Männer erreichten mit Einnahme eines anderen Gemmo Mazerates eine Senkung krankhafter Prostatawerte, Entzündungen wurden gelindert etc. etc.. Die Einsatzmöglichkeiten der Gemmotherapeutika sind nahezu unbegrenzt.

Hier wollen wir uns jetzt jedoch auf die Mittel, die sich in der Vergangenheit bei Augenkrankheiten bewährt haben, beschränken.

Beim grauen Star ist der Einsatz von Gemmo Mazerat **Stechpalme (*Ilex aquifolium*)** empfehlenswert. Normalerweise gelten die Pflanzenbestandteile als giftig, weswegen vom Gebrauch dieses Mittels während der Schwangerschaft und der Stillzeit abzuraten ist. In den USA und in Kanada wird das Gemmo Mazerat in seiner Urtinktur, d.h. unverdünnt angeboten, da bisher keine schädlichen Nebenwirkungen beobachtet wurden. In Europa empfiehlt man trotzdem die erste Verdünnung, die sogenannte D1, womit Nebenwirkungen per se ausgeschlossen sind.

Das Mazerat der Stechpalme regt die körpereigene Cortisolbildung an und ist somit entzündungshemmend und verjüngend. Der Arzt *Dr. med. F. Riedweg* wies bereits vor über zwanzig Jahren darauf hin, dass ein Cortisolmangel einen grauen Star fördern kann. Das Gemmo Mazerat Stechpalme wirkt dem entgegen. Manche Patienten berichteten, dass sich nach etwa zweimonatiger Einnahme der Grauschleier besserte.

Zur Unterstützung der Wirkung der Stechpalme kann das Gemmo Mazerat Heidelbeere (*Vaccinium myrtillus*) zusätzlich eingenommen werden. Dieses Mittel verbessert die Mikrozirkulation im Auge und stärkt nachweislich die Nachtsicht. Es kann übrigens auch kurweise einmal jährlich zwei bis drei Monate eingenommen werden als Prophylaxe gegen den grauen Star.

Da beim Glaukom die Mikrozirkulation im Sehnerv und somit auch in der Netzhaut beeinträchtigt ist, bieten sich hier das Gemmo Mazerat Schwarzerle (*Alnus glutinosa*) zur besseren Durchblutung des

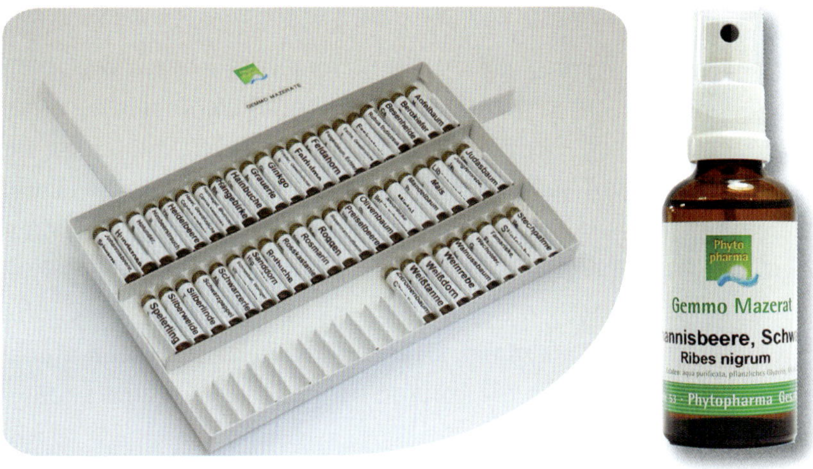

Abb. 27 Gemmo-Mazerate, Produktabbildung der Firma Phytopharma in Österreich.

Sehnervs und der Netzhaut an, sowie das Gemmo Mazerat Gingko biloba, das allgemein vitalisierend wirkt und die Mikrozirkulation fördert. Gingko biloba sollte allerdings nicht bei feuchter Makuladegeneration verwendet werden aus Gründen, die ich bereits in meinem Buch „Makula-Degeneration – diabetische Retinopathie“ dargelegt habe. Die Heidelbeere jedoch kann auch hier wie oben beschrieben bei familiärer Belastung prophylaktisch über einen Zeitraum von zwei bis drei Monaten einmal im Jahr eingenommen werden. Bei manchen Betroffenen hat das Mazerat Heidelbeere drucksenkend gewirkt.

Ist der Stress sehr groß, unter dem der Glaukompatient steht, ist auch über die Silberlinde nachzudenken, die beruhigende und psychisch stabilisierende Eigenschaften hat. Wie Studien zeigen kann Stress den Augeninnendruck erhöhen und immer wieder begegnen mir Patienten, die darüber klagen, dass sie bei Stressbelastung schlechter sehen. Hier kann Silberlinde oftmals Abhilfe schaffen.

Zur Drucksenkung bei erhöhtem Augeninnendruck trägt auch in vielen Fällen erfolgreich das Gemmo Mazerat Eberesche (*Sorbus Aucuparia*) bei, das das hervorragende kleine Pharmaunternehmen Phytopharma aus Österreich seit Mitte 2019 auf mein Bitten hin wieder auf Lager hat. Mein Dank hierfür gilt Frau *Karin Garstenauer*, die stets mit Rat und Tat zur Verfügung steht bei der Produktion und Verbreitung dieser kraftvollen Heilmittel.

Die Dosierung für Erwachsene beträgt dreimal täglich ca. 20 Tropfen mit etwas Wasser, bei Kindern wird je nach Alter die Dosierung reduziert werden. Erwachsene können die Heilmittel auch über einen mit zu bestellenden Sprühkopf mit dreimal täglich drei Sprühstößen unter die Zunge sprayen, dort etwa eine Minute behalten und dann runterschlucken. Diese Form der Verabreichung ist nach Ansicht einiger Therapeuten effektiver, da bereits im Mundraum Wirkstoffe aufgenommen werden können. Zudem ein Tipp für die Pfennigfuchser: Wird gesprayt halten die Tropfen bei höherer Wirksamkeit mindestens zweimal so lang.

Hat man die Mazerate eine Zeit lang eingenommen, kann man bei gutem Körpergefühl oder gut ausgebildetem Instinkt dazu übergehen, die Mittel nur noch nach Gefühl einzunehmen, d.h. wenn der Körper danach verlangt.

Tinkturen

Polygala senega (Klapperschlangenwurzel)

Ich möchte an dieser Stelle eine spezielle Tinktur nicht unerwähnt lassen, die mittels Mazeration oder Perkolation aus pflanzlichen Grundstoffen hergestellt wird. Als Extraktionsmittel ist nach dem Europäischen Arzneibuch nur die Verwendung von Ethanol in geeigneter Konzentration zugelassen. Die *Polygala senega*, auch als Senega-Wurzel oder Klapperschlangenwurzel bekannt, ist eine weitere bemerkenswerte Pflanze, die seit Jahrhunderten in der traditionellen Medizin verwendet wird.
Die Klapperschlangenwurzel wird in der traditionellen Medizin oft zur Unterstützung bei *altersbedingter Makuladegeneration* eingesetzt. Sie kann bei verschiedenen Augenbeschwerden wie Bindehautentzündung (*Konjunktivitis*), Lidrandentzündung (*Blepharitis*), Lichtempfindlichkeit (*Photophobie*), Augenüberanstrengung und Sehschwäche hilfreich sein. Die Pflanze besitzt entzündungshemmende Eigenschaften, die bei entzündlichen Augenkrankheiten nützlich sein können. Zusätzlich hat die Klapperschlangenwurzel antioxidative Eigenschaften, die helfen können, oxidative Schäden an den Zellen, einschließlich der Augen, zu verringern. Oxidativer Stress wird mit zahlreichen Augenerkrankungen in Verbindung gebracht, wo ich ein großes Potential sehe, da die Tinktur auch helfen kann, Zucker- und Eiweißmoleküle zu lösen und abzutransportieren.

Die Klapperschlangenwurzel rückt in der Augenheilkunde durch ihre schleimlösende Wirkung, entzündungshemmenden Eigenschaften und antimikrobielle Wirkung zunehmend in den Fokus.

Bachblüten-Therapie

Bei Bachblüten handelt es sich um pflanzliche Essenzen mit überwiegend psychischer Wirkung, die der Psyche in ihren normalen, harmonischen Zustand zurückverhelfen. Die Bachblüten-Therapie wurde von dem englischen Arzt *Dr. Edward Bach* entwickelt, als er entdeckte, dass körperliche Krankheiten mit unterschiedlichen psychischen Symptomen einhergehen. Aber psychische Missbefindlichkeiten können auch körperliche Krankheiten hervorrufen. So wissen wir heute, dass der Augeninnendruck beim Glaukom-Patienten bei Stress ansteigt. Studien haben ergeben, dass bei stressreduzierenden Übungen wie z.B. dem Autogenen Training der Augeninnendruck gesenkt werden kann.

Dr. Bach beobachtete, dass viele körperliche Krankheiten die Folge einer schweren psychischen Belastung sind. Viele Krankheiten

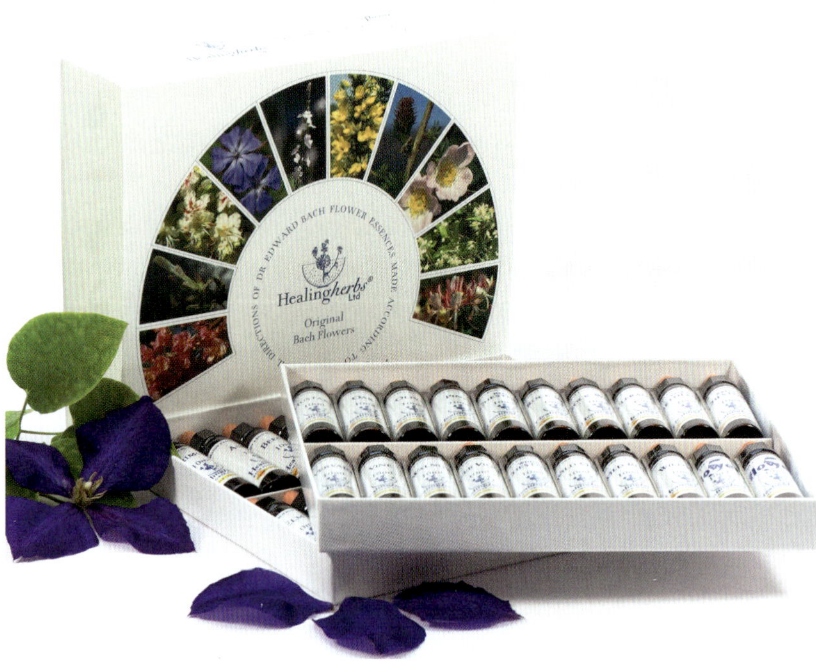

Abb. 29 Die 38 Blütenessenzen von Edward Bach sind auch einzeln über die Apotheke beziebar.

werden von auffälligen psychischen Symptomen (wie Unruhe, Angst usw.) begleitet. *Dr. Bach* entschied sich, Krankheiten über spezielle Blüten zu behandeln, die einen positiven Einfluss auf die Psyche haben. Aus seinem Ansatz entwickelte er die heute weltweit bekannte Bachblüten-Therapie. Der weltberühmte Homöopath *James Tyler Kent* schätzte die Beobachtungen *Dr. Bachs* so sehr, dass er ihn ermutigte, seine Forschungen zu vertiefen und die Ergebnisse zu publizieren.

In der Bachblüten-Therapie werden eine innere und eine äußere Anwendung unterschieden. Die innere Anwendung ist vielen Lesern bereits bekannt. Bei chronischen Verlaufsformen nimmt der Patient meist einen Tropfen des Mittels auf ein Glas Wasser. Dieses Glas wird dann über den Tag verteilt getrunken. In akuten Fällen kann die Dosierung auf mehrmals täglich ein bis drei Tropfen erhöht werden.

Es ist nur wenigen Lesern bekannt, dass Bachblüten bei Beschwerden auch direkt auf den betroffenen Körperteilen aufgebracht werden können. Dem Heilpraktiker *Dietmar Krämer* ist es zu verdanken, dass die äußere Anwendung der Bachblüten wieder zu Bedeutung gelangt ist.

Äußere Anwendung von Bachblüten

Zwei Bachblüten haben sich in der äußeren Anwendung im Bereich der Augen bei Bindehautentzündungen bewährt, nämlich die Blüten Chicory und Star of Bethlehem. Bei der äußeren Anwendung dieser Blüten im Augenbereich müssen Sie jedoch sehr vorsichtig sein, dass kein Alkohol in die Augen gelangt, da Alkohol in den Augen sehr stark brennt.

Die Bachblüte Chicory wird am rechten Auge, die Bachblüte Star of Bethlehem am linken Auge benutzt. Nehmen Sie einen Wattebausch und geben Sie einen oder zwei Tropfen der gewählten Bachblüte auf den Wattebausch. Schließen Sie dann das betreffende Auge und reiben Sie das geschlossene Augenlid vorsichtig mit der Bachblüte ein. Öffnen Sie das Auge erst wieder, nachdem der Alkohol verdunstet ist!

Es ist erstaunlich, wie schnell nach dieser Behandlung selbst hartnäckige Bindehautentzündungen in vielen Fällen abklingen. Sicherlich kann dieses einfache Mittel nicht in jedem Fall helfen, doch die äußere Anwendung im Augenbereich ist immer ein Versuch wert.

Innere Anwendung von Bachblüten

Bei der inneren Anwendung können bis zu acht verschiedene Bachblüten gleichzeitig in einem Glas Wasser gemischt eingenommen werden. Folgende Bachblüten sind einen Versuch wert:

Tabelle 7
Bachblüten bei GLAUKOM

Name	Psychische Komponente
Agrimony	Bei innerer Anspannung oder wenn man etwas verbergen will
Elm	Bei plötzlichem Stress
Holly	Bei Wut und Ärger
Mimulus und Aspen	Bei zugrundeliegenden Ängsten
Oak	Bei Verbissenheit, Unnachgiebigkeit
Vervain	Bei dauerndem, selbst erzeugtem Stress

Dr. Bach beobachtete, dass viele körperliche Krankheiten die Folge einer psychischen Belastung sind.

Die oben genannten Blüten sind innerlich anzuwenden. Am einfachsten ist es, wenn man eine 20-ml-Flasche aus der Apotheke zu 2/3 mit Wasser und zu 1/3 mit einem klaren Korn füllt. Anschließend werden von der gewählten Blüte 5 Tropfen in die kleine Flasche getropft. Von dieser Mischung kann man ruhig drei- bis fünfmal täglich 5 Tropfen auf die Zunge träufeln.

Sollten verschiedene Bachblüten auf Sie zutreffen, können Sie auch mehrere Blüten gleichzeitig in der Flasche mischen.

Tabelle 8
Bachblüten bei GRAUEM STAR und bei TROCKENEM AUGE

Name	Lokalisation
Chicory	Rechtes Auge
Walnut	Rechtes Auge
Sweet Chestnut	Linkes Auge
Star of Bethlehem	Linkes Auge

Die oben genannten Bachblüten-Anwendungen stammen aus dem Buch Das neue Bachblüten-Buch von *Dr. med. Götz Blome*.
Die Blüten werden wie oben beschrieben äußerlich auf das geschlossene Augenlid aufgetragen. Gleichzeitig kann man aber auch die Tropfen wie bei Tabelle 7 erklärt zusammen mischen und über den Tag verteilt einnehmen.

Die Zuordnung zur äußeren Anwendung stammt aus dem Buch Neue Therapien mit Bachblüten von *Dietmar Krämer* und *Helmut Wild*.

Echte Blüten

DIETMAR KRÄMER, **Neue Therapie mit Bachblüten**, Bd. 1 bis 3, 13. Auflage 2001, Ansata-Verlag, München

DR. MED. GÖTZ BLOME, **Das neue Bach-Blüten-Buch**, 6. Auflage 1994, Bauer Verlag, Freiburg i.Br.

Spagyrik

Der Begriff Spagyrik stammt wahrscheinlich von *Paracelsus*, dem wohl bis heute bekanntesten Arzt des Mittelalters. Ursprünglich entstammt die Spagyrik dem Wissenszweig der Alchemie. Nach *Paracelsus* ist Spagyrik die praktische Anwendung der Alchemie in der Heilkunst.

Die alten spagyrischen Laboratorien erinnern mit ihren Destillatoren und Feuerstellen, in denen Pflanzen kochen oder gären, in denen Metalle schmelzen und sich in Flüssigkeiten verwandeln, fast an eine Hexenküche. Und doch beruht die Heilkunst der Spagyrik auf strenger Beobachtung von Naturphänomenen, die im Labor nachgeahmt werden, um die Essenz der Grundstoffe, die Lebensenergie mit ihrer entscheidenden, die Gesundheit wieder herstellenden Kraft zu gewinnen. Nach der Gärung oder Veraschung werden die gewonnenen Extrakte zusammengefügt, um möglichst kräftige Heilmittel zu gewinnen.

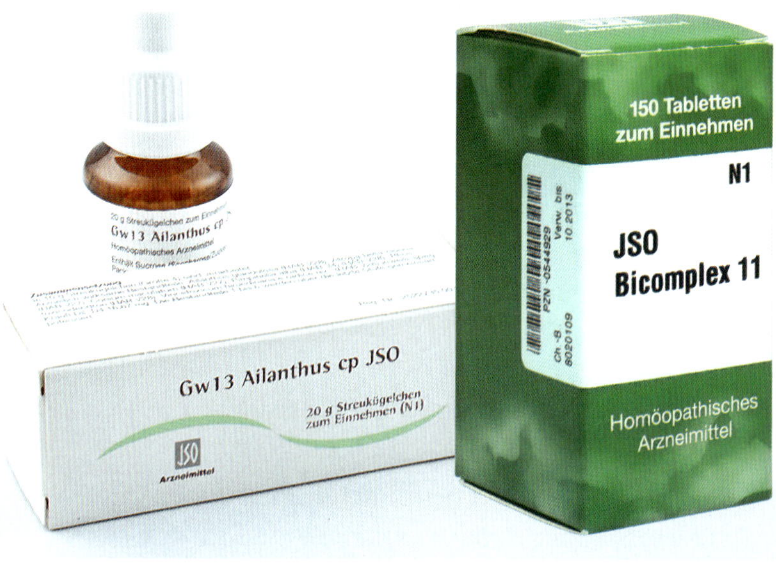

Abb. 30 JSO-Komplexmittel sind in allen Apotheken erhältlich.

In der Spagyrik nimmt man genau wie in der Homöopathie ein existierendes Feld an, das in Europa mit Lebenskraft bezeichnet wird und in Asien entweder Chi, Ki oder Prana heißt. Dieses Feld, das im Menschen organisierend wirkt, gilt es zu stärken.

Zum besseren Verständnis dieses Zusammenhangs mag das Bild eines aufgeblasenen Ballons dienen. Ist ein kleines Loch im Ballon, entweicht die Luft. Man kann noch so viel neue Luft hineinpumpen, die Luft wird weiter entweichen und der Ballon verliert seine Form. Spagyrik, Homöopathie und Akupunktur sind Verfahren, die auf der Anwendung der Lebenskraft zu Heilzwecken beruhen. Dabei ist das Ziel, das Leck zu schließen, so dass keine weitere Lebenskraft abfließt, damit die Kraft im Körper sich wieder auffüllen kann und der Mensch gesundet.

Tabelle 9
JSO-Komplexmittel bei KATARAKT

Mittel	Beschreibung
Kernstar	Stoffwechselmittel 1 Cochlearia cp, Stoffwechselmittel 2 Lycopodium cp
Altersstar	Gewebemittel 1 Caulophyllum cp Gewebemittel 3 Mezereum cp Gewebemittel 5 Conium cp
„Harnsäure-Star“ bei Gicht	Adermittel 2 Hamamelis cp Stoffwechselmittel 5 Berberis cp Gewebemittel 5 Conium cp Gewebemittel 4 Symphytum cp
Star bei Diabetes	Stoffwechselmittel 2 Lycopodium cp Gewebemittel 6 Vinetoxicum cp Fieber- & Nervenmittel 1 Aconitum cp
Star bei Nierenleiden	Adermittel 3 Hydrastis cp Stoffwechselmittel 6 Solidago cp Gewebemittel 6 Vincetoxicum cp

Die Autoren *Herta Richter* und *Michael Schünemann* empfehlen in ihrem Buch „Spagirisch heilen“ unter Bezugnahme auf *Theodor Krauß* die auf der vorhergehenden Seite vorgestellten JSO-Komplexmittel bei verschiedenen Formen des grauen Stars (Katarakt). Zusätzlich können die ISO-Augentropfen C nach Herstellerangaben direkt am Auge appliziert werden.

Spagyrik ist Erfahrungsheilkunde, die sich über Jahrhunderte entwickelt hat. Es gibt noch andere Hersteller spagyrischer Heilmittel, die allerdings keinen ausdrücklichen Bezug zu Augenkrankheiten benennen.

Sollten Sie als Leser weitere spagyrische Mittel kennen, die bei Katarakt oder Glaukom wirksam sind, dann lassen Sie es mich doch bitte wissen. Diese Mittel können dann bei Neuauflagen berücksichtigt werden.

Heute gibt es nur noch wenige Hersteller spagyrischer oder alchemistischer Heilmittel.

Augentraining – Augenyoga

Patienten und Betroffene, die konsequent ihre Augen trainierten, berichteten oftmals erfreut von einer Senkung des Augeninnendrucks bei Glaukom.

„Die Amerikanische Optometrische Vereinigung versichert hiermit, dass es sich beim Augentraining um eine effektive Therapie in der Behandlung physiologischer Dysfunktionen des visuellen Systemes handelt.“ (American Optometric Association 1985, Übersetzung A. Nieswandt)

„Es hat sich gezeigt, dass Augentraining die Akkommodationsfunktion (des Auges) verbessert und verwandte Symptome bessert oder

heilt.“ (American Journal of Optometry &Physiological Optics, 1987, Übersetzung A. Nieswandt)

Das herkömmliche Augentraining nimmt meist sehr viel Zeit in Anspruch, so dass die meisten Menschen den Aufwand scheuen. Es gibt jedoch aus dem japanischen Do-In eine Variante, die nur wenig Zeit beansprucht und dem betriebsamen westlichen Menschen entgegenkommt. Es wird sogar behauptet, dass die nachfolgenden Übungen ein Glaukom innerhalb weniger Monate ausheilen können.

Übung 1

Tauchen Sie als erstes morgens Ihr Gesicht in ein Becken mit angenehm temperiertem Wasser und zwinkern Sie mit den Augen. Bewegen Sie die Augen unter Wasser zwischendurch auf und ab, rollen Sie mit den Augen. Wiederholen Sie dies siebenmal hintereinander. Dies ist bereits ein guter Schutz gegen Katarakt (grauer Star) und Glaukom (grüner Star).

Führen Sie diese Übung morgens und abends durch. Wollen Sie eine noch bessere Wirkung erzielen, können Sie sie zusätzlich jedes Mal ausführen, wenn Sie außer Haus waren.

Übung 2

Entspannen Sie sich. Beruhigen Sie Ihre Gedanken und nehmen Sie drei tiefe Atemzüge. Achten Sie darauf, beim Ausatmen die Lungen gründlich, aber ohne Spannung, zu etwa 80 % zu leeren.
Wärmen Sie dann Ihre Hände an, indem Sie diese aneinander reiben, und legen Sie die Hände sanft – ohne Druck – auf die geschlossenen Augen.

Während Ihre Augen bedeckt sind, bewegen Sie diese dreimal auf und ab, dann dreimal von links nach rechts, anschließend wieder dreimal auf und ab.
Führen Sie diese Sequenz mindestens dreimal hintereinander aus.

Übung 2 sollte morgens, mittags und abends durchgeführt werden, um den vollen Nutzen daraus zu ziehen. Nach Ansicht japanischer Do-In-Lehrer füllt dies den Blutbereich im Auge wieder auf und beseitigt schädliches Ki (Energie) in Form von Tränenflüssigkeit, die über die Tränenkanäle ausgeschieden wird.

NOCH MEHR ÜBUNGEN

ANDREAS NIESWANDT, **Heile Deine Augen**, 4. Auflage 2021, VIVITA-Verlag, Scheßlitz

Selbsthypnose

Der Apotheker *Coue* (1857–1926) entwickelte systematisch die Lehre von der Autosuggestion. *Coue* ging davon aus, dass jede Hypnose eine Form der Selbsthypnose darstellt. Aufgabe des Hypnotiseurs ist es lediglich, den Patienten anzuleiten, selber den Zustand der Trance einzuleiten. Körper und Geist entspannen sich. In der Folge treten vermehrt Alphawellen im Gehirn auf, die ein untrügliches Kennzeichen tiefer Entspannung und gleichzeitig hoher Aufnahmefähigkeit des Gehirns darstellen. Gerade diese erhöhte Lernfähigkeit bietet die Möglichkeit, sich selbst zu beeinflussen.

Die Wirksamkeit der Hypnose und Selbsthypnose sowie verwandter Verfahren, die mit ähnlichen Gehirnwellenmustern arbeiten, wie z.B. das Autogene Training, wurde in vielen Studien weltweit belegt. So belegt eine Studie, dass mit Autogenem Training, einer Form der Selbsthypnose, der Augeninnendruck gezielt gesenkt werden kann.

Dem brillanten Hypnotiseur und Mitbegründer des Neurolinguistischen Programmierens *Richard Bandler* gelang es immer wieder in seinen Therapeutenausbildungen, Menschen so zu beeinflussen, dass sie spontan innerhalb weniger Augenblicke besser sahen. In seinem Buch Therapie in Trance, das er zusammen mit John Grinder schrieb, ist sein therapeutisches Vorgehen bei Sehstörungen genau beschrieben.

Während sich der Patient bei der Selbsthypnose selbsttätig in eine sehr tiefe Entspannung führt, wird bei der Autosuggestion nach *Coue* ohne besondere Vorbereitung morgens beim Aufwachen und abends beim Einschlafen ein sorgfältig ausgearbeiteter Satz innerlich 20-mal gesagt. Berühmt ist *Coues* Beispielsatz: „Es geht mir von Tag zu Tag in jeder Hinsicht besser und besser." Die gewählte Suggestion muss über einen langen Zeitraum – oftmals über Monate bis Jahre – beibehalten werden, um einen zufriedenstellenden Erfolg zu erzielen.

Viel effektiver ist da die Selbsthypnose. Diese muss nur einige wenige Male durchgeführt werden, um zu Resultaten zu gelangen.

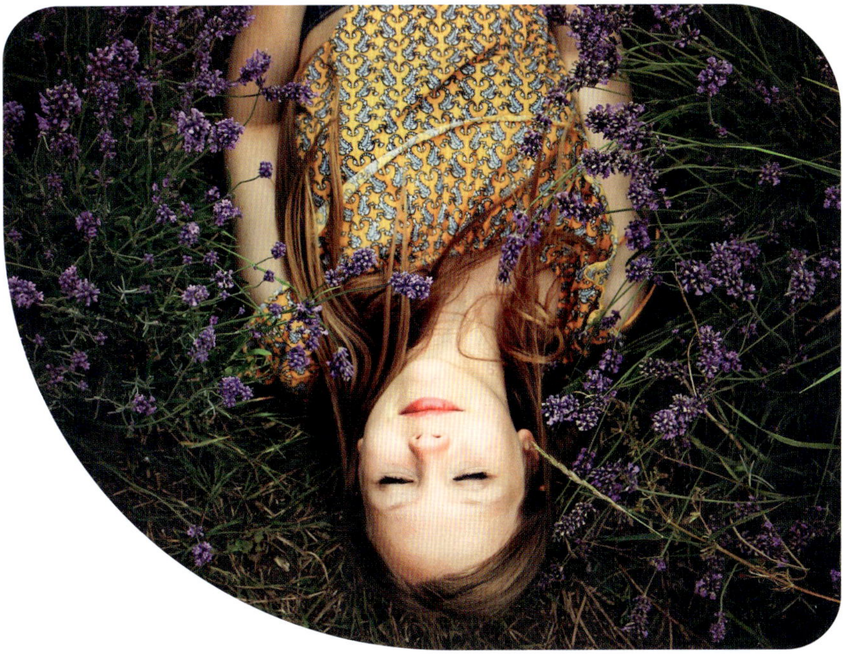

Abb. 31
Die Aktivierung der Selbstheilkräfte trägt maßgeblich, wenn nicht entscheidend, zum Heilungsprozess bei.

Nachteil ist jedoch, dass die Technik der Selbsthypnose im Selbststudium für viele Menschen schwierig zu erlernen ist. Da hilft es häufig weiter, wenn der Patient sich einen professionellen Hypnosetherapeuten aufsucht und um eine sogenannte Lehrhypnose zum Erlernen der Selbsthypnose bittet. In dieser Lehrhypnose wird dem Unterbewusstsein ein vom Patienten vorher gewähltes Code-Wort einprogrammiert. Es reicht dann zu Hause, in einer entspannten Position das Code-Wort zu wiederholen, und schon gleitet man sanft in Trance.

Leider verstehen viele Hypnose-Therapeuten das Konzept der Selbsthypnose nicht ausreichend, weil sie selbst die Selbsthypnose nicht praktizieren. Dadurch gelingt es ihnen nicht, dem Patienten die Selbsthypnose zu vermitteln. Viele Therapeuten weigern sich sogar aus unerfindlichen Gründen, dem Patienten die Selbsthypnose beizubringen. Fürchten sie etwa, Patienten zu verlieren?

In diesen Fällen bietet sich auch die Möglichkeit an, Selbsthypnose auf Seminaren oder sogar mit Hypnose-CDs zu lernen. Gute Seminare und dazu auch Videos bietet u.a. *Ronny Welzel* in Dinslaken an. Sein DVD-Lehrgang zum Erlernen der Selbsthypnose ist wunderbar. Es gibt aber auch zahlreiche andere Anbieter wie *Thomas Pfennig*, genannt Papa Theta, der sehr sympathisch zur Selbsthypnose hinführt.

Übung

Beherrschen Sie nun die Selbsthypnose, gehen Sie täglich einmal in Trance und geben sich die gewählte Suggestion. Diese muss positiv formuliert sein und sollte mit einem Bild verbunden werden, das Ihrem Ziel entspricht. So können Sie bei einem Glaukom mit erhöhtem Augeninnendruck z.B. einen oder alle der folgenden Sätze wählen:

„Mein Augeninnendruck ist perfekt."
„Mein Sehnerv ist gut durchblutet."

„Ich sehe von Tag zu Tag in jeder Hinsicht besser und besser.“
„Ich sehe alles klar und deutlich.“
„Ich sehe scharf.“

Während Sie Ihre Suggestion dreimal wiederholen, stellen Sie sich ein Bild vor, das Ihrem Ziel entspricht. Ein Bild sagt bekanntlich mehr als tausend Worte, und Bilder sind für das Unterbewusstsein gut verständlich. Dies kann ein Symbol sein, wie z.B. ein Adler. Sie kennen sicher den Vergleich „scharf wie ein Adler sehen“. Sie denken also Ihre Suggestion dreimal und stellen sich dabei einen Adler vor oder ein anderes Ihnen entsprechendes Symbol.

Es genügt vollauf, die Suggestion dreimal zu wiederholen. Dann können Sie entweder eine weitere Suggestion einfügen oder sich den Befehl geben, dass die Suggestion jede Nacht im Tiefschlaf unbewusst dreimal wiederholt werden soll.

Führen Sie diese Suggestionsarbeit 21 Tage hintereinander durch. Ab dann brauchen Sie die Suggestionen nur noch gelegentlich zu wiederholen.

Selbsthilfe mit Akupunktur

Elektroakupunktur

Bei der Elektroakupunktur wird mit einem speziellen Akupunkturgerät ein Akupunkturpunkt, den man stimulieren möchte, gesucht und dann mit elektrischem Strom gereizt. Dieses Verfahren ist sehr zeitaufwendig. Wenn man sich jedoch auf einige wenige Punkte konzentriert, die man jeden Tag stimuliert, kann man dadurch die Therapie bei einem Naturheilkunde- oder Augentherapeuten zusätzlich unterstützen.

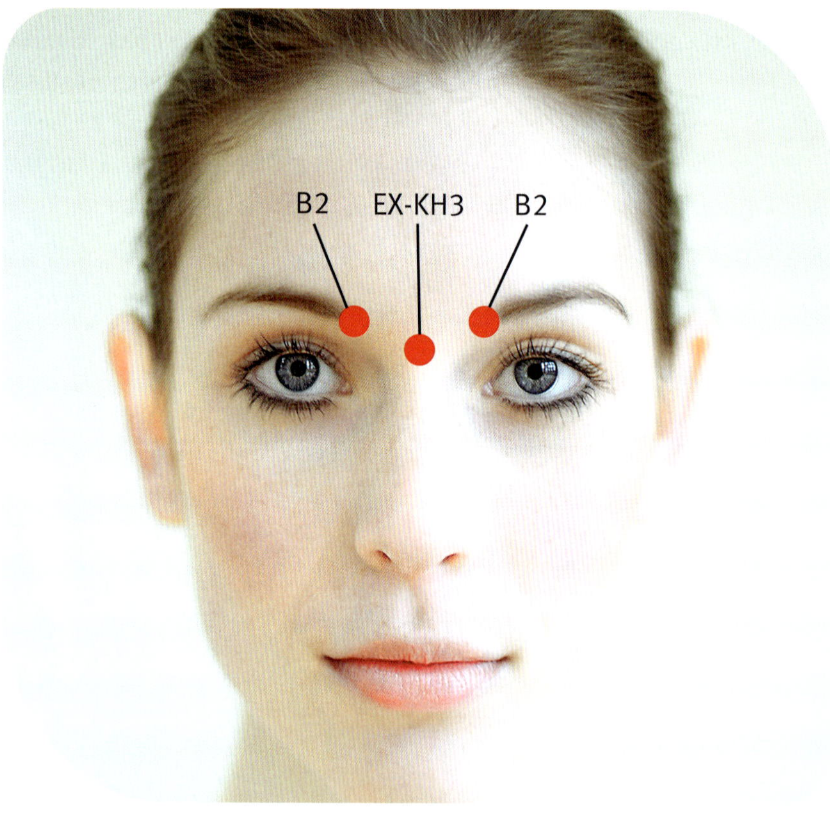

Abb. 32
Die Akupunkturpunkte für eine Selbstbehandlung der beschriebenen Augenleiden.

Geeignet für die Elektroakupunktur zu Hause ist z.B. das Elektroakupunktur-Gerät der Fa. Medisana. Es gibt sicherlich auch andere gute Geräte auf dem Markt, das genannte Gerät jedoch ist besonders handlich für den Heimgebrauch.

Ist das Gerät eingeschaltet, sucht man die in (› Abb. 32 und Abb. 33) gekennzeichneten Akupunkturpunkte. Diese Punkte sind gut geeignet zur Unterstützung bei Glaukom. Sind die Punkte gefunden, gibt das Gerät einen hohen Summton von sich. Drücken Sie dann den Schalter zur Elektrostimulation des Punktes und stimulieren Sie den Punkt etwa 90 Sekunden lang.

Haben Sie den Punkt exakt getroffen, dann fühlt sich die Elektrostimulation wie ein leichter Nadelstich an. Haben Sie nicht dieses Gefühl, müssen Sie entweder die Stromstärke erhöhen oder noch einmal

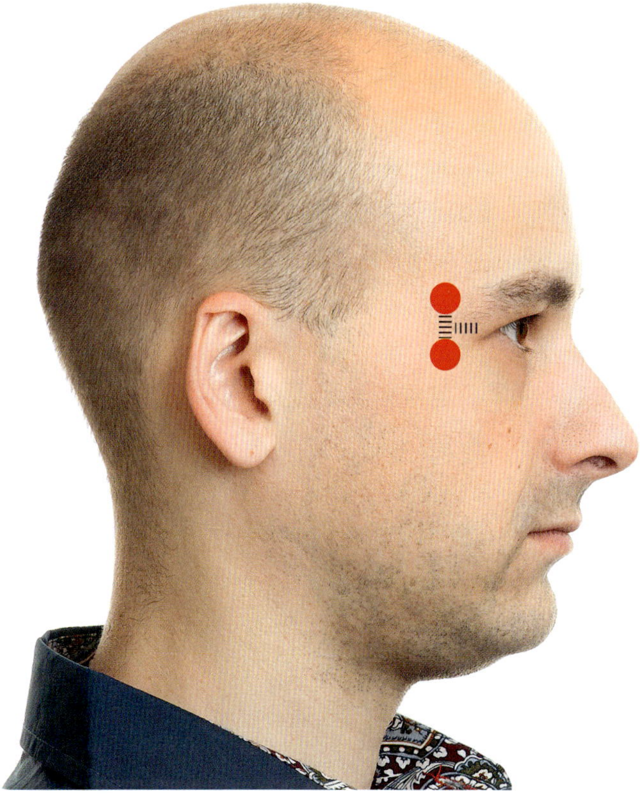

Abb. 33 Akupunkturpunkte in Daumenbreite vom Auge und voneinander entfernt.

die exakte Lage des Akupunkturpunktes bestimmen und anschließend neu stimulieren.

Die dargestellten Punkte sind gut geeignet, die Durchblutung der Netzhaut und des Sehnervs anzuregen.

Akupressur mit Hilfe einer Stricknadel

Eine weitere Möglichkeit der Selbsthilfe ist die Stimulation verschiedener Akupunkturpunkte aus dem von *John Boel* entwickelten System Akupunktur 2000 mit einer Stricknadel.

Vorgehensweise

In Abb. 34 sind die zu stimulierenden Punkte eingetragen. Nehmen Sie eine Stricknadel und suchen Sie die in der Abbildung dargestellten Punkte. Die Augenpunkte befinden sich jeweils in der Mitte der Gelenkspalten.

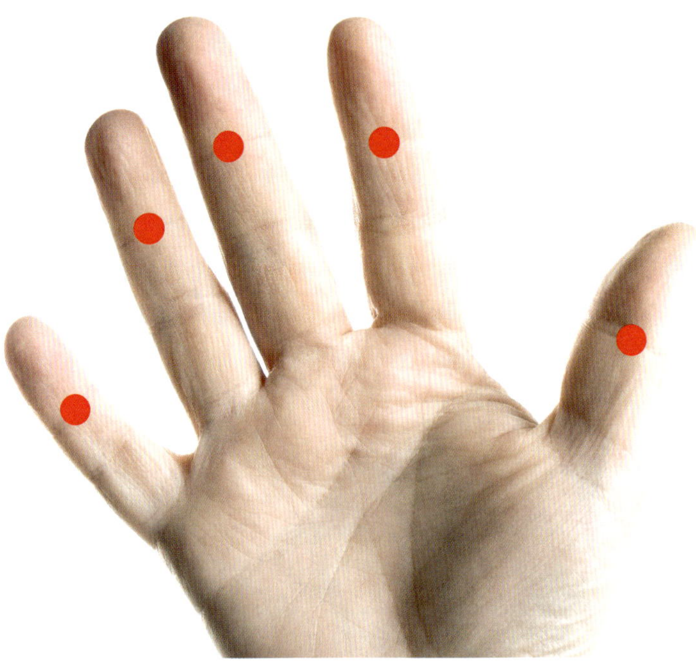

Abb. 34
Die zu stimulierenden Punkte sind in der Mitte der Gelenkspalte zu finden.

Drücken Sie nun mit der Spitze der Stricknadel auf verschiedene Stellen in der Mitte des Gelenkspaltes. Haben Sie den Akupunkturpunkt genau getroffen, spüren Sie einen sehr unangenehmen Druck oder sogar einen leichten Schmerz. Halten Sie nun diesen Punkt und drücken Sie mit einer Kraft von etwa einem Kilogramm die Stricknadel auf diesen Augenpunkt. Halten Sie diese Belastung etwa 30 Sekunden oder so lange, bis die Schmerzhaftigkeit des Punktes deutlich nachlässt, jedoch maximal drei Minuten. Anschließend stimulieren Sie die anderen Punkte. Dieses Verfahren können Sie täglich zur Selbsthilfe anwenden.

Beachten Sie jedoch Folgendes:
Die Elektroakupunktur und die Stimulation der Akupunkturpunkte mit einer Stricknadel erreichen niemals dieselbe Intensität wie eine fachmännisch durchgeführte Akupunktur. Diese Methoden zur Selbsthilfe sind ausschließlich dazu gedacht, sich im Anfangsstadium einer Erkrankung oder begleitend zur Schulmedizin zu behandeln.

Drucksenkung mit der Vogelbeere

Die Beeren der Eberesche (Sorbus aucuparia) werden im Volksmund als Vogelbeeren bezeichnet, weil Vögel diese Beere lieben. Es ist allgemein bekannt, dass der Verzehr von Vogelbeeren für den Menschen schädlich ist. Die Beeren dürfen niemals roh gegessen werden! Dennoch können diese Beeren, wenn Sie als Beerengeist verarbeitet werden, eine heilende Wirkung entfalten.

Anleitung

Wenn Sie diesen Schnaps selbst herstellen möchten, besorgen Sie sich eine weithalsige Glasflasche, am besten aus

Braunglas. Füllen Sie die Flasche etwa zur Hälfte mit Vogelbeeren. Anschließend füllen Sie die Flasche bis obenhin mit einem klaren Schnaps auf und verschließen sie. Schreiben Sie dann das aktuelle Datum auf einen Zettel und kleben Sie diesen Zettel auf die Flasche. Stellen Sie jetzt die Glasflasche sechs Wochen lang in die Sonne oder an einen warmen Platz. Während dieser Zeit schütteln Sie die Flasche ab und zu. Sind die sechs Wochen um, ist Ihr selbst hergestellter Schnaps fertig.
Nach *Aschenbrenner* sollte man bei erhöhtem Augeninnendruck täglich einen Teelöffel davon zu sich nehmen.

Beerenzeit

EVA ASCHENBRENNER, **Die Kräuterapotheke Gottes**
2010, Goldmannverlag

Fallbeispiel

Vor einigen Jahren suchte mich ein Patient aus Luxemburg auf, der mir berichtete, dass er seinen Augeninnendruck bei Glaukom mit Vogelbeerenschnaps erfolgreich selbst gesenkt hatte. Ursprünglich hatte der Herr einen Augeninnendruck in Höhe von 28 mmHg. Ihm wurde ein pharmazeutischer Drucksenker verordnet, den der Patient allerdings nicht benutzen wollte, nachdem er in der Packungsbeilage die möglichen Nebenwirkungen studiert hatte. Stattdessen stellte er sich nach der Rezeptur von Eva Aschenbrenner (Die Kräuterapotheke Gottes, S. 21) einen Vogelbeerenschnaps her. Nachdem er den Schnaps einige Wochen lang zu sich genommen hatte, ließ er den Augeninnendruck noch einmal überprüfen. Der Druck war auf 17 mmHg gesunken – und das ganz ohne Nebenwirkungen!

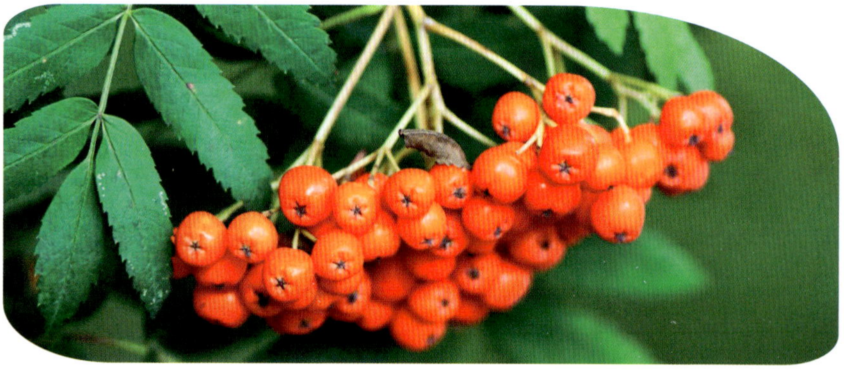

Abb. 35
Die Früchte der Eberesche sind in vielen Heilmitteln enthalten und müssen speziell zubereitet werden, da sie im Rohzustand für den Menschen schädlich sein können.

Ausleitende Verfahren

Bei den sogenannten ausleitenden Verfahren werden Methoden der Entgiftung angewendet. Dazu zählen u.a. Bäder, Wickel, Darmeinläufe, Leberreinigung usw.

Die folgenden Methoden kann der Patient zu Hause selbst anwenden. Regelmäßigkeit ist auch hier oberste Pflicht, will man einen Erfolg erzielen.

Senfmehlfußbäder und Senfwickel

Bereits in der mittelalterlichen Naturheilkunde kannte man die Möglichkeit, Energien von einer Körperpartie in eine andere umzulenken. Voraussetzung dafür ist, dass es sich um eine lokale Erkrankung handelt. Der Therapeut musste entscheiden, welchem Element (Feuer, Erde, Wasser, Luft) die Erkrankung analog ist. Dann versuchte er mit einem geeigneten, dem Element der Erkrankung entsprechenden Mittel, die Erkrankung vom betroffenen schwachen Organ in ein gesundes Organ wegzuführen bzw. umzuleiten.

Diese Methode ist beim akuten Glaukom hilfreich. Dieses wird dem Feuerelement zugeordnet. Senfmehl ist dem Feuerelement analog, es brennt. Die Füße sind vom Auge am weitesten entfernt. Somit sind die Füße ein geeigneter Ort für die Umlenkung des Feuerelementes weg vom Auge.

Wem dies alles zu esoterisch klingt, dem sei versichert, dass Senfmehlfußbäder durchaus wieder Eingang in die Augenheilkunde gefunden haben.

Ist Ihre Haut sehr empfindlich, sollten Sie eher Senfmehlfußbäder als Senfwickel machen, um die Haut nicht zu stark zu reizen.

Anleitung Senfmehlfussbad

Für ein Senfmehlfußbad füllen Sie eine Schüssel mit angenehm warmem Wasser und verrühren darin einen Esslöffel Senfmehl aus der Apotheke. Baden Sie Ihre Füße darin mindestens 15 Minuten lang. Danach duschen Sie die Füße kurz kalt ab und legen sich anschließend 20 Minuten hin.

Einer Patientin von mir ist es gelungen, mit dieser Methode innerhalb von sechs Wochen bei täglichen Fußbädern den Augeninnendruck von 26 mmHg auf 16 mmHg zu senken – und das ganz ohne fremde Hilfe. Natürlich ist sie weiterhin unter augenärztlicher Kontrolle.

Anleitung Senfwickel

Sie können auch Senfwickel machen. Dazu benötigen Sie zwei Tücher. Auf das erste Tuch – das spätere Innentuch – bringen Sie etwa 2 mm dick Senfmehl auf. Schlagen Sie das Tuch gut ein, falten es und übergießen es mit lauwarmem Wasser. Wringen Sie es vorsichtig aus.
Geben Sie das zweite Tuch darüber und umwickeln Sie damit die Waden. Sollte es brennen, dann nehmen Sie die Auflage sofort ab und tupfen die Haut vorsichtig mit einem trockenen Tuch ab. Lavendelsalbe mildert das Brennen.

Der erste Wickel sollte maximal fünf Minuten dauern. Sie können die Dauer langsam auf bis zu 15 Minuten steigern.

Zinnkrautbäder

Maria Treben berichtet in ihrem Buch Gesundheit aus der Apotheke Gottes von der heilenden Kraft der Zinnkrautbäder. Diese sollen die Nieren entlasten und beim Glaukom den Druck aus den Augen nehmen. Probieren Sie es selber aus. Gehen Sie dabei wie folgt vor:

Anleitung

Legen Sie 100 g getrocknetes Zinnkraut über Nacht in kaltes Wasser. Rühren Sie die Kräuter unter das Wasser. Lassen Sie am nächsten Tag das Wasser kurz aufkochen und fügen Sie den Tee Ihrem Badewasser zu.
Baden Sie darin etwa 20 Minuten. Das Wasser soll bis über die Nieren reichen, das Herz muss allerdings außerhalb des Wassers sein!
Ohne sich abzutrocknen, hüllen Sie sich anschließend in einen Bademantel und legen sich in ein warmes Bett (das Wasser dunstet etwa eine Stunde nach).

Diese Prozedur an insgesamt drei aufeinander folgenden Tagen vornehmen. Danach einmal wöchentlich ein Sitzbad nehmen.

Darmeinläufe

Ein kranker Darm kann aus Sicht der Naturheilkunde unzählige Beschwerden verursachen, von Durchfall oder Verstopfung bis hin zu allergischen Beschwerden. Selbst Sehstörungen können mit einer Darmproblematik einhergehen. So verwundert es nicht, dass manch ein Therapeut seine kranken Augenpatienten mit einer begleitenden Darmtherapie wieder aufbaut.

Die Colon-Hydro-Therapie ist das Mittel, um das Immunsystem des Patienten, das unter der oftmals jahrzehntelangen Fehlernährung gelitten hat, wieder sanft herzustellen. Aus der Mayr-Kur sind Patienten belegt, die bis zu 12 kg alten Kot in ihren Gedärmen gelagert hatten. Dass dies zu einer massiven Schädigung des Organismus mit regelrechten Vergiftungserscheinungen führen kann, wundert sicherlich niemanden. Gelangen die Gifte zu den Sinnesorganen, leidet darunter auch die Wahrnehmung der Welt.

Ich erinnere mich in diesem Zusammenhang an einen Patienten, der unter starken Doppelbildern litt, deren Ursache niemals geklärt wurde. Eine von ihm zu Hause selbst durchgeführte Darmkur in Verbindung mit der Einnahme eines homöopathischen Mittels für die Bauchspeicheldrüse heilte ihn innerhalb weniger Wochen.

Um die alten Kotreste auszuscheiden, hat *Dr. Mayr* schon vor hundert Jahren die Mayr-Kur entwickelt, eine Diätform, die den Darm sanft von den schädlichen Ablagerungen befreit. Dieses Ziel kann ein Patient auch dadurch erreichen, dass er einige Monate lang ausschließlich Rohkost isst und alle 14 Tage einen Darmeinlauf macht. Alte Kotreste werden dabei nach und nach gelöst und über die Darmspülung ausgeschieden. Die Ergebnisse sind innerhalb kurzer Zeit sichtbar: ein flacher Bauch, weniger Rückenschmerzen, Rückgang rheumatischer Symptome und eine allgemeine Entgiftung des Organismus. Der Patient wird wieder hergestellt – und das eigenverantwortlich!

Für den Darmeinlauf kann man sich ein Fertig-Klistier aus der Apotheke besorgen. Zu Hause in der Duschwanne ist die Darmspülung einfach zu vollziehen.

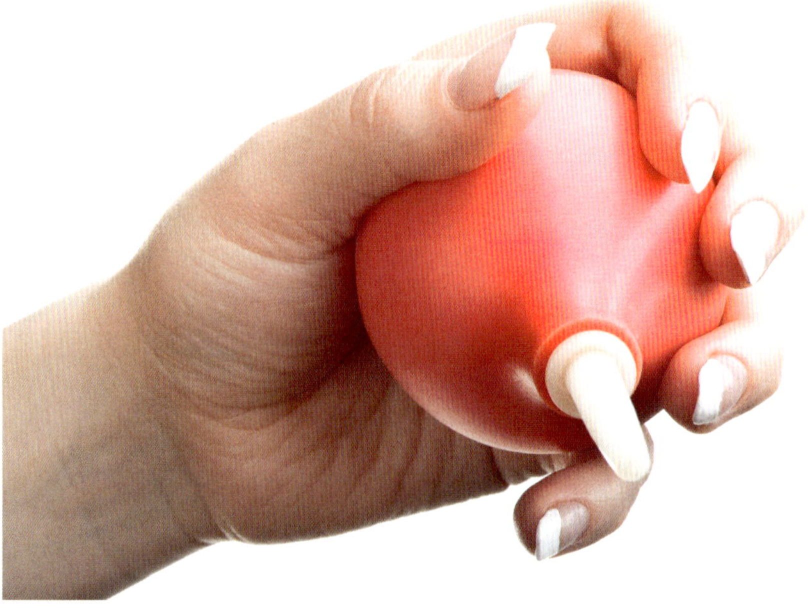

Abb.36 Inzwischen sind verschiedene Klistier-Produkte erhältlich, die eine einfache Anwendung ermöglichen.

ANLEITUNG

Hängen Sie das Klistier etwas erhöht auf, cremen Sie das andere Ende eventuell mit Vaseline ein und führen es langsam und vorsichtig in Ihren Anus ein. Nachdem die Flüssigkeit in den Darm geflossen ist, müssen Sie jetzt nur noch die Pobacken zusammenkneifen und die Flüssigkeit möglichst im Darm verteilen. Dazu dienen die folgenden Bewegungsübungen:

Legen Sie sich zuerst mit dem Rücken auf den Boden und gehen aus dieser Position in die Kerze. Fahren Sie so für eine Minute „Fahrrad" in der Luft. Anschließend legen Sie sich wieder flach auf den Boden, wenden sich mit dem ganzen Körper auf die rechte Seite und bewegen das gestreckte linke Bein etwa zehnmal auf und ab. Anschließend wieder in die Kerze gehen und Fahrradfahren. Danach auf die linke Seite legen und das gestreckte rechte Bein etwa zehnmal auf und ab bewegen.

Bewegen Sie sich auf diese Weise bis zu 15 Minuten lang. Wenn Sie die Flüssigkeit nicht mehr einbehalten können, gehen Sie sofort auf die Toilette. Schon beim ersten Mal werden Sie erleben, wie alte Kotreste, harte Kotsteine, mit aus dem Darm gespült werden.

Wiederholen Sie diesen Einlauf mindestens drei Monate lang alle 14 Tage. Anschließend können Sie die Abstände auf einen Einlauf alle sechs Wochen ausdehnen.

Bei Patienten, die sich über einen längeren Zeitraum ausschließlich von Rohkost ernährt haben, wurde übrigens häufig beobachtet, dass bei einem Einlauf keine alten, harten Kotreste mit herausgespült werden, da der Darm eines echten Rohköstlers frei von alten Ablagerungen ist.

Regelmäßige Leber-Gallen-Reinigung

Verschiedene Autoren haben sich eingehend mit den Wirkungen einer gezielten Leber- und Gallen-Reinigung auseinandergesetzt. Die bekanntesten unter ihnen sind die Therapeuten *Hulda Clark* und *Andreas Moritz*.

Es ist inzwischen allgemein bekannt, dass eine Leberproblematik die Augen beeinflussen kann. Wer hat schließlich noch nicht von der Gelbfärbung der Augen bei einer Leberentzündung (Hepatitis) gehört? Schon die alten Chinesen haben das Auge dem Organ Leber zugeordnet und versucht, mit allerlei bitteren Heilkräutern die Leber zu stärken und die Gallenfunktion anzuregen.

Mit einer gezielten Leber-Gallen-Reinigung können die abführenden Gänge der Galle und der Leber entlastet und somit der Druck aus dem Gefäßsystem des Körpers genommen werden. Verschiedene Therapeuten beobachteten bei Patienten, die sich regelmäßig dieser Kur unterzogen, Verbesserungen des Gesamtzustandes des Körpers. Dazu zählen u.a. Gewichtsabnahme, Senkung des Cholesterinspiegels auf Normalwerte, Schmerzlinderung bei Rheuma und Gicht, aber auch Verbesserung der Sehkraft.

Die Leber-Gallen-Reinigung kann zu Hause sehr einfach durchgeführt werden. Sie benötigen dazu nur folgende „Zutaten“:

Anleitung

- 6 Flaschen Apfelsaft, am besten Bio-Apfelsaft, kein Konzentrat!
- Bittersalz
- Eine oder zwei Grapefruit
- 120 ml kalt gepresstes Olivenöl
- Zwei ½-Liter-Behälter

Achtung! Auf keinen Fall Glaubersalz anstelle von Bittersalz verwenden! Bittersalz ist Magnesiumsulfat und weitet die Gallengänge für die Ausscheidung, Glaubersalz (Natriumsulfat) ist dagegen ein Abführmittel und für die Gallen-Reinigung unbrauchbar. Menschen, die auf Bittersalz allergisch reagieren, können es durch die gleiche Menge Magnesiumcitrat ersetzen.

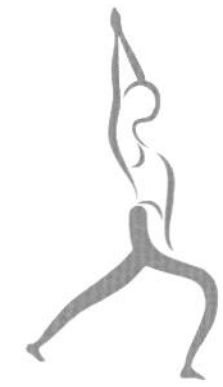

Vorgehensweise

- Trinken Sie sechs Tage lang jeden Tag einen Liter Apfelsaft über den Tag verteilt. Dies weicht die Ablagerungen in den Leber- und Gallengängen auf.
- Sie können die Leberreinigung unterstützen, indem Sie am sechsten Tag einen Darmeinlauf machen (› 103).
- Essen Sie am sechsten Tag nur leichte Kost, am besten nur Obst oder Gemüse.
- Am Abend des sechsten Tages um 18 Uhr lösen Sie 4 Esslöffel Bittersalz in 720 ml Quellwasser ohne Kohlensäure auf. Dies ergibt vier Gläser zu 180 ml Flüssigkeit. Trinken Sie jetzt das erste Glas (180 ml).
- Um 20 Uhr trinken Sie das zweite Glas mit Bittersalz.

Um 22 Uhr pressen Sie die Grapefruits aus, bis etwa 180 ml Saft vorliegen. Mischen Sie den Saft mit 120 ml Olivenöl und schütteln Sie die Mischung kräftig, bis sie wässrig scheint. Trinken Sie jetzt diese Mischung im Stehen zügig aus und legen Sie sich sofort hin – am besten mit leicht hochgelagertem Oberkörper oder mit leicht angezogenen Knien auf die rechte Seite (Leber-Seite) und bleiben Sie mindestens 20 Minuten still liegen.

- Trinken Sie am nächsten Morgen um 6 Uhr das dritte Glas mit Bittersalz. Sie dürfen danach ruhig weiterschlafen, wenn Sie möchten. Gegen 8 Uhr trinken Sie die letzte Portion mit Bittersalz. Ab 10 Uhr können Sie frischen Saft trinken oder einige Stücke Obst essen.
- Im Laufe des Vormittags bis in den Nachmittag hinein werden Sie einige Male wässrigen Stuhlgang haben. Dabei schwimmen meist hunderte erbsengrüne Ablagerungen auf

der Wasseroberfläche. Dies sind Ablagerungen aus dem Leber-Gallen-System.

Wiederholen Sie diese Prozedur alle vier Wochen. Nach und nach werden immer weniger dieser Ablagerungen ausgeschieden. In der Regel schwimmen nach sechs bis acht Reinigungs-Kuren keine weiteren Ablagerungen auf der Wasseroberfläche. Damit ist dann die Leber-Gallen-Reinigung erfolgreich abgeschlossen. Bis dahin müssen jedoch die Reinigungen alle vier Wochen ausgeführt werden.

Ist die Reinigung einmal erfolgreich abgeschlossen, braucht die Kur nur noch einmal im Jahr durchgeführt zu werden.

Erfolge dieser Reinigung erkennt man an der Besserung vieler körperlicher Symptome, die einen bis dahin belastet haben, aber auch am Blutbild sind häufig deutliche Verbesserungen erkennbar.

Leser, die sich für die Leber-Reinigung interessieren, seien an dieser Stelle auf das hervorragende Buch von ANDREAS MORITZ - **Die wundersame Leber- und Gallenblasenreinigung** verwiesen, aus dem obige Anweisungen stammen.

Heilende Öle für die Augen

Im Bereich der alternativen Augenheilkunde gibt es zahlreiche Hinweise darauf, dass verschiedene Öle durchaus eine heilende Wirkung am Auge entfalten können. Zu meinem großen Glück arbeite ich mit zahlreichen Patienten zusammen, die oftmals auch vor Forscherdrang nur so strotzen und mit verschiedenen Methoden experimentieren. In der Praxis wird mir dann oftmals sehr schnell berichtet, welche Erfahrungen Patienten mit den verschiedensten Ideen gemacht haben. Dieses Wissen will ich hier gerne an Sie weitergeben, möchte aber vorab darauf hinweisen, dass es zu vielen dieser Empfehlungen nur vereinzelte Erfahrungen gibt und es bleibt jedem selbst

Experimentieren Sie gern, aber ohne große Erwartungshaltungen mit Kokosöl.

überlassen dasjenige zu testen, welches einem am meisten zusagt. Oder wie im ersten Paulusbrief an die Thessalonicher im Neuen Testament geschrieben steht: Vers 21 Prüft aber alles und behaltet das Gute.

So will ich Ihnen nun einige Schätze zur eigenen Prüfung weitergeben. Lassen Sie mich wissen, ob Ihnen der eine oder andere Schatz geholfen hat, gerne per Email an info@praxis-nieswandt.de

Kokosöl und Kokoswasser

Der Autor *Bruce Fife* beschreibt in seinem Buch Sehkraftverlust jetzt stoppen die Wirkungen von Kokosöl aber auch von Kokoswasser auf die Augen. Einigen meiner experimentierfreudigen Patienten habe ich die eine oder andere Idee aus diesem Buch weitergegeben. Dazu zählt

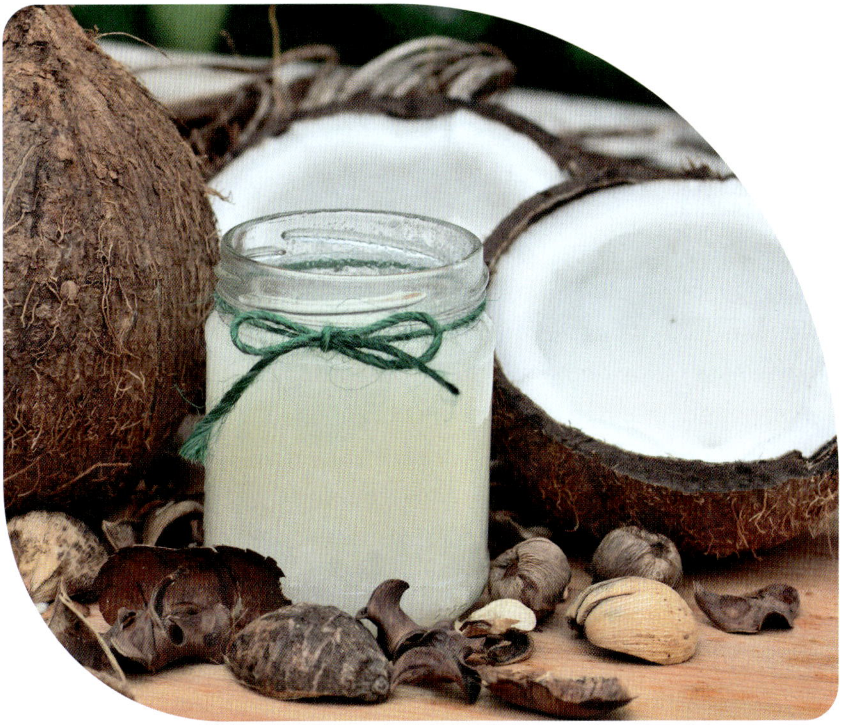

Abb. 37 Kokosöl findet in der Küche ebenso Verwendung wie für Kosmetika.

ein schwergewichtiger Restaurantbesitzer aus meinem Heimatort, der mich während einer Mahlzeit auf seine neuen, noch sehr kleinen Gesichtsfeldausfälle als Folge seines Glaukoms ansprach. Da er als Selbständiger keine Zeit für eine Therapie hatte, fragte er nach anderen Therapieoptionen. Ich erklärte ihm skeptisch, dass eventuell die Einnahme von Biokokosöl helfen könne, das Gesichtsfeld zu stabilisieren. Da er sowieso ein guter Esser war, entschloss er sich, täglich drei Esslöffel Kokosöl zu essen, um die Wirkung zu testen. Tatsächlich traf ich ihn wenige Wochen später wieder und er berichtete dankbar, dass die kleinen Gesichtsfeldausfälle sich innerhalb von 14 Tagen komplett aufgelöst hatten.

Von allen Patienten, die versuchten, die Glaukomschäden mit Kokosöl zu mindern, ist dieser Herr der einzige gewesen, der eine wirkliche Besserung damit erzielte. Insofern kann ich Ihnen nur empfehlen, probieren Sie das Kokosöl aus und freuen Sie sich, wenn es auch Ihnen helfen sollte, aber setzen keine zu großen Erwartungen in den Verzehr von Kokosöl, denn dies hat definitiv nur wenigen geholfen. Wenn Sie jedoch zu dieser Gruppe gehören, denen geholfen wurde, dann gratuliere ich Ihnen von ganzem Herzen.

Genauso verhält es sich mit dem Kokoswasser aus der frischen Kokosnuss. Hier informierte ich Patienten über die angebliche Wirkung des Kokoswassers auf die Augen, die *Bruce Fife* in seinem Buch beschreibt.

Folgende Beobachtung konnten wir machen: Frisches aus einer reifen (aber nicht überreifen oder getrübten) Kokosnuss gewonnenes Kokoswasser, das dem Patienten in die Augen geträufelt wird, kann bei manchen für einen Moment kurz brennen, aber dann hat es einen entspannenden Effekt auf die Augen. Viele Patienten beschrieben das Kokoswasser im Auge als äußerst wohltuend und Sicht klärend. Eine Dame mit diabetischer Retinopathie und Katarakt sagte mir, dass sie nach einer einzigen „Behandlung“ nicht mehr so lichtempfindlich sei und seitdem im Büro nicht mehr die Jalousien herunter lassen muss bei der Arbeit am PC. Weitere Patienten berichteten über mehr Klarheit, deren Wirkung einige Tage anhielt. Keiner empfand Beschwerden nach dem Träufeln von Kokoswasser in die Augen. Es gab allerdings auch keinen Patienten in der Kontrollgruppe, dessen grauer Star danach verschwand. Insofern können wir davon ausgehen, dass entweder die Qualität des Kokoswassers, das aus Biokokosnüssen gewonnen wurde, nicht ausreichend war, da die Nüsse mit Sicherheit nicht so reif sind wie die Kokosnüsse, auf die sich *Bruce Fife* in seinem Buch bezieht, oder aber auch hier sind die überlieferten Fälle nur Ausnahmen.

Abschließend möchte ich allerdings auf die Vorteile von Kokoswasser im Auge hinweisen: Alle mir bekannten Patienten, die es versucht haben, berichteten zumindest von einer sehr wohltuenden Wirkung am Auge oder Minderung der Lichtempfindlichkeit. Eine Dame berichtete sogar von einer wesentlich besseren Koordination der Augen, die vorher bereits seit Jahren durch ein schweres Schädeltrauma nach einem Unfall gestört war.

Insofern ist es durchaus einen Versuch wert, ab und zu einmal mit Kokswasser zu experimentieren. Dabei sollte darauf geachtet werden, dass das Kokoswasser klar und ohne Trübungen ist. Alle Experimente damit unterliegen jedoch Ihrer eigenen Verantwortung.

Zusammenfassung

Kokosöl kann bei manchen Glaukompatienten anscheinend eine positive Wirkung auf das Gesichtsfeld ausüben. Kokoswasser in die Augen geträufelt entspannt die Augen, ist sehr wohltuend und hat bei manchen Patienten die Lichtempfindlichkeit gebessert. Die erfrischende Wirkung kann eventuell bei der Arbeit am PC genutzt werden, um überanstrengte Augen zu beruhigen. Jeder muss jedoch seine eigenen Erfahrungen damit machen, denn die beschriebenen Ergebnisse sind bisher nicht in Studien untersucht.

Rizinusöl

Der Wunderbaum – auch Rizinus genannt – hat den sagenhaften Titel Giftpflanze des Jahres 2018 gewonnen. Wunderbaum wird diese Pflanze genannt, da dieses Gewächs laut biblischer Überlieferung innerhalb einer Nacht zum Schutze vor der Sonne Jonas des Propheten zu einem Baum aufschoss.

In gemäßigten Klima-Zonen wächst die Pflanze innerhalb von nur drei Monaten fünf bis sechs Meter hoch. Im Winter stirbt die Pflanze oberirdisch ab, um im Frühjahr wieder aus dem Boden in die Höhe zu schießen.

Unlängst (06/2018) hat die Rizinuspflanze viel Aufmerksamkeit erlangt, als die Kölner Polizei in einer Hochhaussiedlung bei der Festnahme des mutmaßlichen Islamisten *Sief Allah H.* den potentiellen biologischen Kampfstoff Rizin sicherstellte, den der Tunesier für einen geplanten biologischen Anschlag herstellte. Kleinste Mengen Rizin können bereits innerhalb weniger Tage zum Tod durch Herz-Kreislauf-Versagen führen.

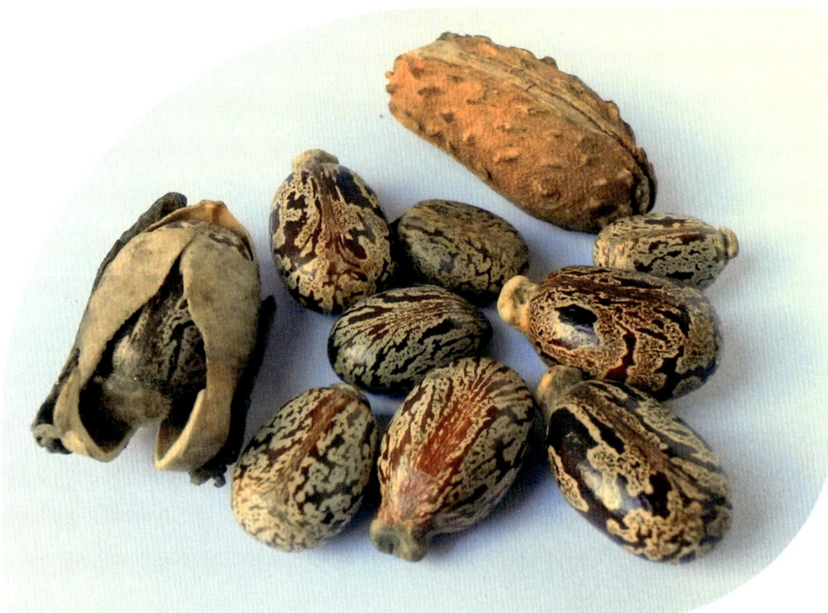

Abb.38 Die Rizinus-Samen enthalten hochtoxisches Rizin. Schon der Verzehr einer Kapsel kann tödliche Folgen haben. Das Rizinus-Öl als Destilat ist ein Heilmittel.

Tatsächlich ist das in der Samenschale der Rizinuspflanze enthaltene Rizin so giftig, dass die Rizin-Reinsubstanz als biologische Waffe dem Kriegswaffenkontrollgesetz unterliegt.

Die älteren Leser unter Ihnen kennen jedoch auch die heilende Wirkung von Rizinusöl z.B. als Abführmittel bei Verstopfung. Und die Cineasten unter Ihnen erinnern sich vielleicht auch noch an die lustige Szene aus Don Camillo und Peppone, in der die Kommunisten den Pfarrer Don Camillo aus Rache für eine seiner Schandtaten mit Rizinusöl abfüllen, woraufhin dieser tagelang die Toilette nicht verlassen konnte.

Nun, Rizinusöl ist nicht giftig. Zwar wird das Öl aus dem Samen des Wunderbaums gewonnen, jedoch wird die Schale nicht mitverarbeitet, in der das giftige Rizin enthalten ist. Aus diesem Grunde kann man Rizinusöl bedenkenlos als Hausmittel z.B. bei Verstopfung aber, was nur wenigen bekannt ist, auch als Mittel gegen den grauen Star einsetzen.

Dazu gibt man am Abend vor dem Zubettgehen in jedes Auge einen Tropfen kaltgepresstes Rizinusöl. Da man mit Öl im Auge verschwommen sieht, sollte man sich anschließend hinlegen und schlafen. Am Morgen spült man dann die Augen mit Wasser einfach aus und die Sicht ist wieder klar. Den Kopf unter angenehm warmes Wasser zu tauchen und ein paarmal zu blinzeln reicht aus, um die Ölrückstände der Nacht aus dem Auge zu spülen. Ein pitschnasser Lappen tut es jedoch auch.

Dieses Hausmittel kann man bis zu drei Monate ausprobieren. Innerhalb dieses Zeitraums kann sich der graue Star bei manchen Betroffenen deutlich reduzieren oder ausheilen.

Mit experimentierfreudigen Patienten konnte ich im Jahr 2018 folgende Beobachtung machen: 12 Patienten/Patientinnen gaben abends einen Tropfen Rizinusöl in jedes Auge.

2 Patientinnen berichteten, dass bereits nach einer Nacht der Grauschleier, der sie sonst immer störte, aufgelöst war. 5 Patienten berichteten von Verbesserungen innerhalb von 14 Tagen. 2 Patienten merkten erst nach etwa drei Monaten einen kleinen subjektiven Un-

terschied. 2 Patienten hatten keinen Erfolg. Auch nach drei Monaten hatte sich noch nichts geändert. Eine Patientin brach nach 14 Tagen das Experiment ab, da sie morgens stark gerötete Augen hatte und eine Entzündung fürchtete (die übrigens nicht eintrat).

Die Ergebnisse sind sehr ermutigend. Wenn man auf youtube die Suchbegriffe castor oil (Rizinusöl) und cataract eingibt findet man einige amerikanische Videos, in denen Menschen von ihren Erfolgen mit Rizinusöl berichten. Allgemein wird behauptet, dass die Erfolgsquote bei etwa 80 Prozent liegt. Dies stimmt mit meinen Beobachtungen in der Praxis überein.

Sollten Sie selbst dieses Experiment unternehmen wollen, achten Sie bitte darauf, dass Sie kaltgepresstes und nicht raffiniertes Rizinusöl verwenden. Raffiniertes Rizinusöl ist in seiner Wirksamkeit eingeschränkt. Das Öl sollte, nachdem die Flasche einmal geöffnet wurde, im Kühlschrank gelagert werden, um Verkeimung zu vermeiden. Die Chancen auf Besserung innerhalb kurzer Zeit sind nach oben beschriebener Beobachtung gut. Warum also nicht sofort beginnen und probieren, ob man zu den 80 Prozent Menschen gehört, denen Rizinusöl hilft?

Ich wünsche Ihnen jedenfalls viel Erfolg. Wie immer muss ich aus juristischen Gründen darauf hinweisen, dass das Experimentieren mit Rizinusöl Ihrer eigenen Verantwortlichkeit unterliegt und weder Autor noch Verlag für etwaige Schäden und daraus entstehenden Kosten aufkommen.

Übrigens haben Patienten berichtet, dass Beschwerden durch trockene Augen nach ein- oder zweimaliger Anwendung über Nacht verschwanden. Insofern ist die Anwendung des Öls im Auge in Eigenverantwortung durchaus interessant für Menschen, die an sehr trockenen Augen leiden. Einige Patienten berichteten mir, dass die einmalige Anwendung teilweise über Wochen die Beschwerden am Auge reduzierte.

TEIL VI

ALTERNATIVE THERAPIEVERFAHREN

In schweren Fällen ist es sinnvoll, sich zusätzlich Hilfe bei einem in alternativen Verfahren geschulten Therapeuten zu holen. Ist es z.B. durch ein Glaukom zu einem großen Verlust der Sehkraft oder gar des Gesichtsfeldes gekommen, reichen die oben dargestellten Verfahren je nach Schwere der Erkrankung nicht aus, um die Sehkraft wieder zu verbessern.

Die folgenden Verfahren haben sich in der alternativen Augenheilkunde oftmals erfolgreich bewährt. Wie das Beispiel des Glaukom-Patienten mit dem großen Gesichtsfeldausfall aus Kapitel II zeigt, sollte man jedoch niemals aufgeben. Akupunktur und andere Verfahren können manchmal noch die ersehnte Wende bringen.

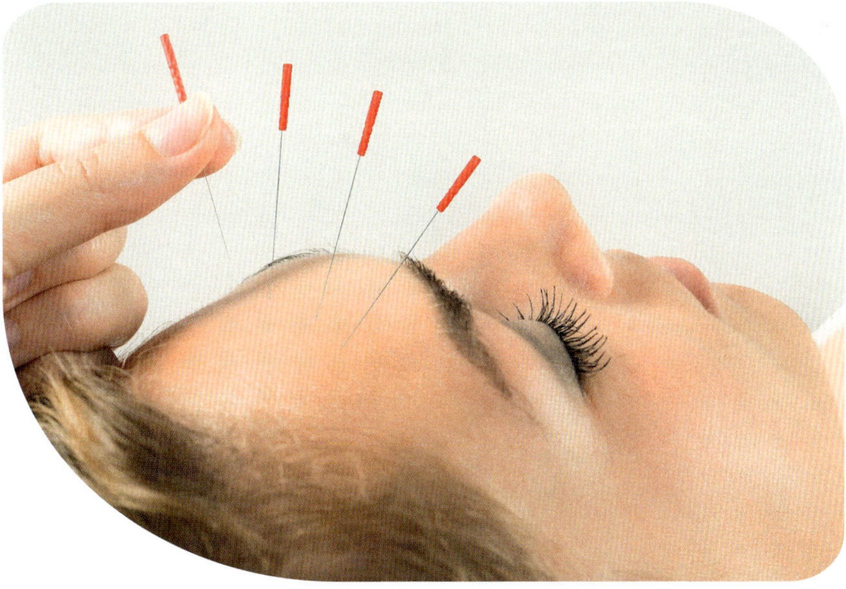

Abb.39 Die Akupunkturnadeln werden auf energetischen Punkten, den sog. Meridianen gesetzt, die durch den ganzen Körper verlaufen und bestimmten Organen zugeordnet werden.

Augenakupunktur

Die Augenakupunktur ist heute Hauptbestandteil der naturheilkundlichen Therapien bei allen degenerativen Augenkrankheiten wie Glaukom, Makula-Degeneration, diabetische Retinopathie etc.

„Die Akupunktur ist ein rein energetisches Behandlungsverfahren, welches in der Lage ist, gestörte – aber noch nicht zerstörte – Funktionskreise der Netzhaut zu verbessern. Für die verschiedenen Vari-

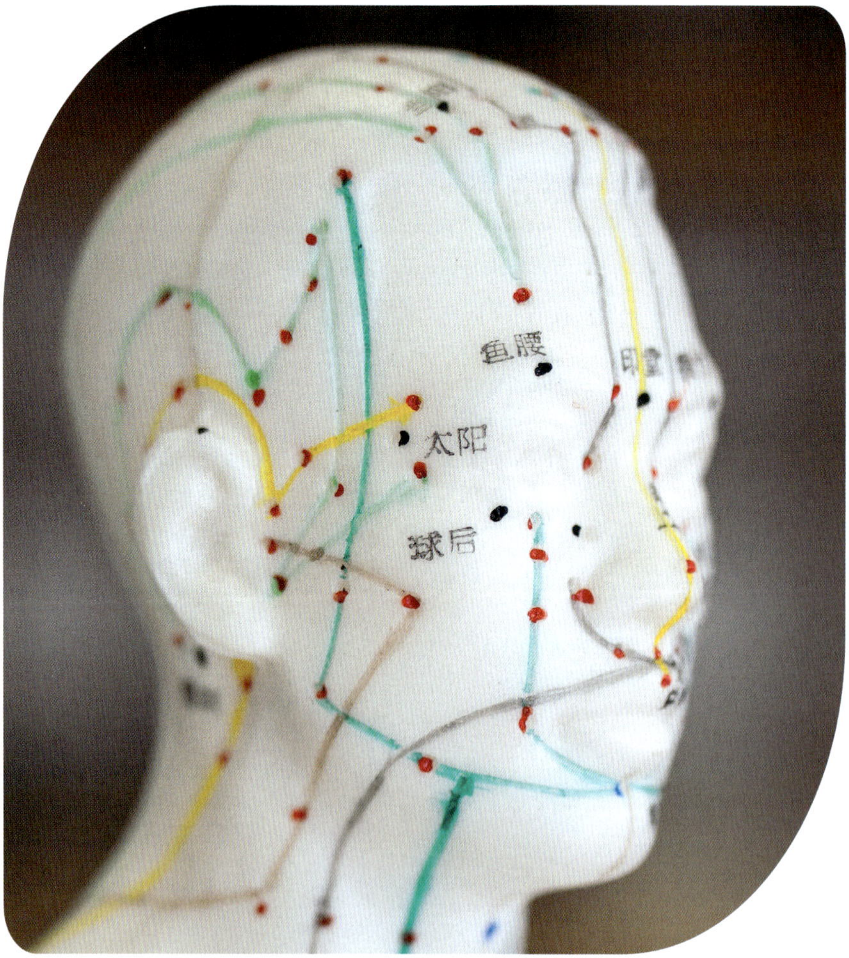

Abb. 40 Schematische Verlaufsdarstellung der Meridiane mit möglichen Akupunkturstellen am menschlichen Kopf.

anten der Makula-Degeneration wurden spezielle Akupunkturrezepte entwickelt. In einer Doppelblindstudie wurde bewiesen, dass durch die Akupunkturstimulation die Zentralarterie des Auges besser durchblutet wird. Hiermit wäre nun auch in der Augenheilkunde nach wissenschaftlichen Kriterien die Wirksamkeit einer Akupunktur bewiesen."

Zitat von Dr. med. Reinhard Küstermann aus der Zeitschrift „Naturarzt" № 10, Okt. 2004

Dabei haben sich verschiedene Verfahren durchgesetzt. Bekannt geworden sind das Verfahren nach *Boel*, die Schädelakupunktur nach *Yamamoto* sowie die vom Autor entwickelte Augen-Regenerations-Therapie, die auf einer speziellen Kombination verschiedener Akupunktur-Verfahren wie Stirn-Akupunktur, Akupunktur 2000, Schädel-Akupunktur nach *Yamamoto*, Ohrakupunktur und Traditioneller Chinesischer Medizin (TCM) beruht. Abgerundet wird diese Therapie durch weitere naturheilkundliche Verfahren, die weiter unten beschrieben werden.

Gerade Stirn und Schädel haben sich als ein Bereich herausgestellt, der direkten Bezug zu den Steuerungsmechanismen am Auge zu haben scheint. Wir vermuten, dass die Stirn für viele Prozesse, die mit dem Gehirn verbunden sind, eine Art Reflexzone darstellt. Dazu gehören alle Sinnesleistungen. *Yamamoto* hatte schon vor Jahren Teile des Schädels erforscht und ein Therapiesystem entdeckt, in dem auch Punkte für die Augen integriert sind.

In der chinesischen Medizin findet sich vor allem im Bereich der Augen eine ganze Anzahl von Akupunkturpunkten, die positiv auf Augenerkrankungen wirken können. Diese Augenpunkte können vom Patienten regelmäßig selbst stimuliert werden, wobei betont werden muss, dass eine Akupunktur mit Nadeln gezielter und somit effektiver wirkt.

Wird ausschließlich Akupunktur angewendet, muss diese bei vielen Patienten in regelmäßigen Abständen wiederholt werden, um die Wirkung aufrechtzuerhalten. Mögliche Faktoren dafür sind das voranschreitende Alter mit zunehmender Stoffwechselproblematik durch Fehlernährung, Umweltbelastungen, Blendung, belastende Medikamente und das psychische Umfeld. Abhängig von diesen Faktoren können die zeitlichen Abstände von wenigen Monaten bis hin zu vielen Jahren variieren.

Wird die Akupunktur mit naturheilkundlichen Präparaten und Diät ergänzt, hält die Wirkung erfahrungsgemäß länger an, als wenn nur akupunktiert würde. Daher ist es für Patienten wichtig, sich einen Therapeuten zu suchen, der die Kombination von Akupunktur und anderen Naturheilverfahren beherrscht. In der richtigen Kombination können, die Mitarbeit des Patienten vorausgesetzt, oftmals Sehverbesserungen erzielt werden, die wirklich erstaunlich sind.

Beachten Sie bitte, dass nach neuesten amerikanischen Studien mindestens zweimal täglich akupunktiert werden muss, um eine nachhaltige Wirkung zu erzielen. Die Erfahrung in meiner Praxis zeigt, dass die Wirkung tatsächlich mit der Anzahl der täglichen Akupunkturanwendungen steigt, so dass in meiner Praxis sogar häufiger als zweimal täglich akupunktiert wird. Der Erfolg bestätigt die Notwendigkeit einer solchen massiven Therapie.

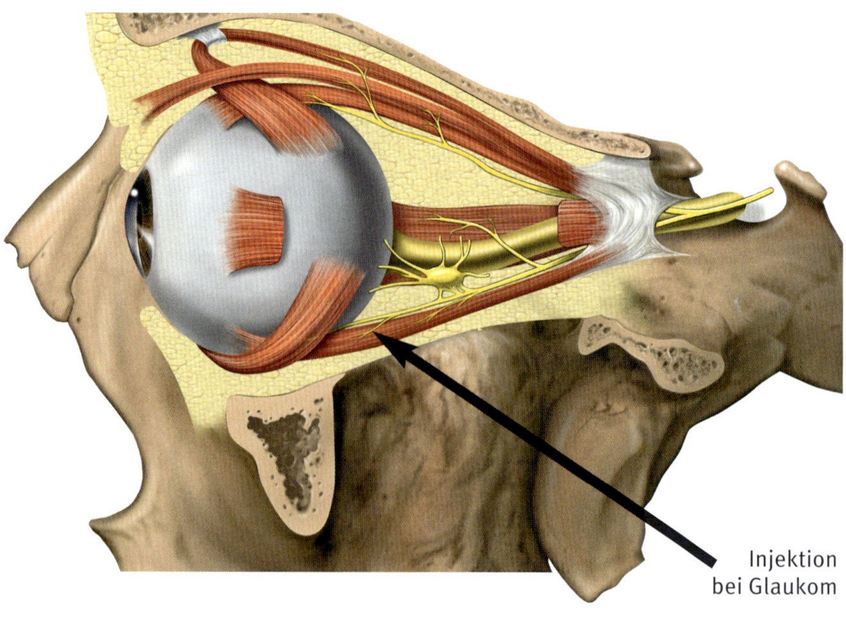

Abb. 41
Injektion im Rahmen einer Neuraltherapie bei Glaukom.

Hinweis: Um die Erfolge der Akupunktur aufrechtzuerhalten, ist es sinnvoll, den Patienten mit naturheilkundlichen Medikamenten und anderen Maßnahmen zu unterstützen, die direkten Einfluss auf den Stoffwechsel oder die Psyche haben. Diese Maßnahmen müssen in einer gründlichen Anamnese von einem in der Naturheilkunde erfahrenen Therapeuten individuell ausgearbeitet werden.

Akupunktur ist bei allen Augenkrankheiten geeignet, die mit der Durchblutung der einzelnen Augenabschnitte zusammenhängen. Oftmals höre ich, dass verschiedene Therapeuten teure Akupunktur-Therapien auch beim grauen Star anbieten. Davon rate ich dringend ab. Ebenso wie Dr. John *Boel* bin ich der Meinung, dass Augenakupunktur bei Katarakt so gut wie nichts bringt. Hier sind die in Teil III genannten Selbsthilfemethoden deutlich effektiver.

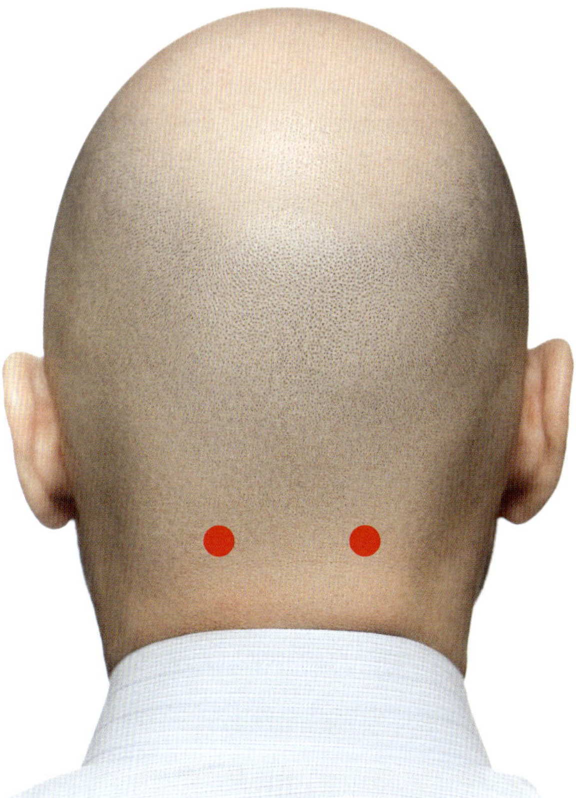

Abb. 42 Baunscheidtier-Areale bei Glaukom oder Katarakt. Bitte nicht auf der Wirbelsäule baunscheidtieren!

Neuraltherapie

Die Neuraltherapie wurde von dem Arzt *Ferdinand Huneke* entwickelt. Ursprünglich wurde sie im Bereich der Schmerzbehandlung eingesetzt, wo sie auch heute noch weit verbreitet ist. Im Laufe der Jahrzehnte stellte sich jedoch heraus, dass viele verschiedene Erkrankungen auf das Verfahren ansprechen. Weltweit werden heute in der Fachliteratur mehrere hundert Injektionspunkte und -techniken beschrieben, die sich bei den verschiedensten Erkrankungen bewährt haben.

Bei der Neuraltherapie wird entweder Procain oder bei Patienten mit Allergien auch Lidocain (Ameisensäure) in das betroffene Areal gespritzt. Dabei handelt es sich um lokal wirkende Betäubungsmittel. Dieses Verfahren darf ausschließlich von einem versierten Fachmann ausgeführt werden, der über große Erfahrung mit Injektionen verfügt.

Die Neuraltherapie ist auch bei allen Erkrankungen des Sehnervs und der Netzhaut gut geeignet. Dabei wird jedoch nicht in das Auge gespritzt, sondern, wie in Abb. 41 dargestellt, unterhalb des Bulbus (= Augenkörper) direkt an den Sehnerv heran.

Die Erfolge beim Glaukom sind beachtlich, doch nicht jeder Patient wird es wagen, sich solch eine Spritze geben zu lassen, die regelmäßig, wenn auch in großen Abständen, wiederholt werden muss. Der Vollständigkeit halber sei diese Möglichkeit jedoch für die interessierten Leser erwähnt.

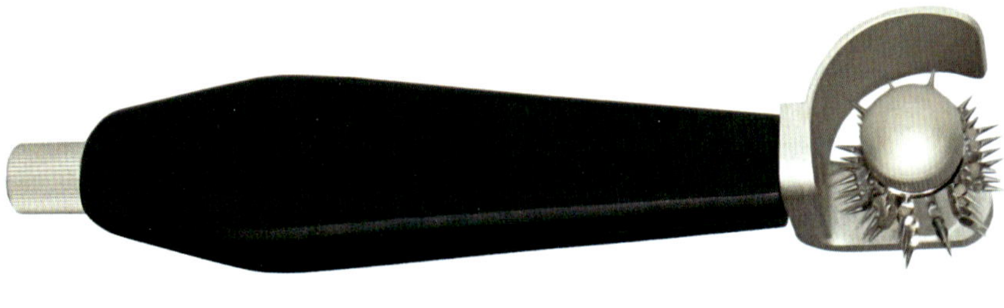

Abb. 43
Der Vitralisator oder auch Baunscheidt-Walze bzw. Nadelwalze in der Therapie.

Baunscheidttherapie

Die Baunscheidttherapie geht auf ihren Erfinder *Carl Baunscheidt* (1809–1873) zurück. Nach einigen Überlieferungen litt er an Gicht (andere Quellen berichten von Rheuma). Eines Tages stach ihn eine Mücke in seine schmerzende Hand. Kurz darauf löste sich der Schmerz auf. Dies brachte *Baunscheidt* auf die Idee, den Mückenstich mechanisch nachzuahmen. So erfand er den sogenannten „Lebenswecker", ein Stiel, an dessen Ende mehrere Nadeln befestigt sind. Mit diesen Nadeln wird im Bereich der schmerzenden Körperstelle die Hautoberfläche angeritzt. Anschließend wird ein Öl aufgetragen, das sogenannte Baunscheidt-Öl, das den Körper unterstützt, Gifte über die angeritzte Haut auszuleiten.

Übrigens war der Lebenswecker so erfolgreich, dass *Baunscheidt* sich vom Erlös sogar ein eigenes Schloss bei Bonn leisten konnte!

Heute wird zum „Baunscheidtieren" meist eine Walze mit kurzen Nadeln verwendet, die vorsichtig über die desinfizierte Haut gerollt wird und die Oberhaut einritzt (› Abb. 31). Nach dem Baunscheidtieren wird das Baunscheidt-Öl aufgetragen. Innerhalb kurzer Zeit bilden sich wässrige Bläschen, die später aufplatzen und in der Regel narbenlos abheilen. Nach Ansicht der Naturheilkunde wird über die Flüssigkeit in den Bläschen schädliches Körperwasser abgeführt; der Körper kann sich im behandelten Bereich wieder regenerieren.

„Wenn nichts anderes mehr funktioniert, der Körper immer mehr verschlackt und man drauf und dran ist, den Wettlauf um die Gesundheit und Leistungsfähigkeit des Patienten zu verlieren, kann eine Baunscheidttherapie das Ruder noch mal herumreißen." (*Dr. med. P. Rommelfanger*, Die 4-Elementenlehre)

Klassisch wird das Baunscheidtieren bei Schmerzzuständen angewendet. Mein Kollege Herr Rest machte jedoch eine erstaunliche Entdeckung, als er eine Patientin mit Katarakt behandelte: Innerhalb weniger Wochen verbesserte sich die Sehkraft deutlich. Als die Behandlung stagnierte, baunscheidtierte Herr Rest noch einmal, was eine weitere Verbesserung der Sehkraft zur Folge hatte.

In Teil II wurde erwähnt, dass das Glaukom aus Sicht der Naturheilkunde eine Gicht des Auges ist, die auf verdorbene Körpersäfte zurückzuführen ist. Daraus erklärt sich auch die Wirkung des Baunscheidtierens in der Augentherapie.

Da „schlechte Säfte" ausgeleitet werden, wäre auch ein Versuch beim Glaukom interessant. Beim Glaukom liegen allerdings noch keine Erfahrungen vor.

Wenn Sie einen Heilpraktiker oder Naturarzt in Ihrer Umgebung kennen, der baunscheidtiert, versuchen Sie es doch einmal und berichten mir davon!

Ich hoffe ich konnte Ihnen mit meinen Erfahrungen als ganzheitlicher Augenbehandler einige Tipps zur Augenregeneration liefern. Während die Naturheilkunde mit vielen Möglichkeiten einer nebenwirkungsfreien Behandlung aufwarten kann, biete die Schulmedizin im Vergleich dazu gute diagnostische Methoden. Lassen Sie sich also vorab gründlich untersuchen und entscheiden Sie sich dann, ob Sie sich naturheilkundlich oder doch allopathisch behandeln lassen wollen. Ich bin gerne für Sie da und helfe Ihnen im Bereich der komplementärmedizinischen Möglichkeiten.

VIVITA®